第27回　腸内フローラシンポジウム
Proceedings of the 27th Symposium on Intestinal Flora, Tokyo, 2018

# 腸内フローラと
# ディスバイオーシス（バランス失調）

**Intestinal Microbiota and Dysbiosis**

## 神 谷 　 茂 編

*Edited by*
Shigeru Kamiya
Professor, Kyorin University Faculty of Health Sciences

**公益財団法人　ヤクルト・バイオサイエンス研究財団**
YAKULT BIO-SCIENCE FOUNDATION, Tokyo

# 目　　次

はじめに
　　　　神谷　　茂（杏林大学保健学部）··································································· 1

## 特別講演１．腸内細菌による免疫修飾
　　　　本田　賢也（慶應義塾大学医学部　微生物学・免疫学）··························· 7
　要　　約·································································································· 7
　本　　文·································································································· 7
　ま と め·································································································· 9
　文　　献·································································································· 9
　質疑応答································································································10

## 特別講演２．抗菌薬耐性微生物に対する耐性を持つ共生細菌の同定
　　　　Eric G. Pamer（Memorial Sloan Kettering Cancer Center, USA）·············13
　要　　約································································································13
　文　　献································································································13
　質疑応答································································································14

## 講演１．ディスバイオーシス，腸内フローラ・脳・腸連関とメンタルヘルス
　　　　Christopher A. Lowry（University of Colorado Boulder, USA）·················17
　要　　旨································································································17
　緒　　言································································································17
　1．慢性的心理社会的ストレスは，腸内細菌の撹乱およびPTSD様症状の発症をもたらす ···············18
　2．*Mycobacterium vaccae* 加熱死菌体の投与は，CSCによって誘発される
　　　自然発症型大腸炎およびPTSD様症状の発症を予防する ·······························19
　3．心理社会的ストレス要因への曝露は，神経炎症反応を誘発する ·····················19
　4．*M. vaccae* 加熱死菌体の投与は，中枢神経系において抗炎症環境を誘導する ·······20
　5．*M. vaccae* 加熱死菌体の投与は，ストレスによって誘発される
　　　ミクログリア活性化および神経炎症を抑制する···········································21
　結　　論································································································21
　文　　献································································································22
　質疑応答································································································25

## 講演２．腸管外現象に影響を及ぼす特定の乳酸菌
　　　　金井　隆典（慶應義塾大学医学部消化器内科）·····································27

| 要　　約 | …………………………………………………………………………… | 27 |
|---|---|---|
| 1．はじめに | ……………………………………………………………… | 27 |
| 2．腸内細菌と皮膚疾患 | ……………………………………………… | 28 |
| 3．腸内細菌と肝臓免疫寛容 | ………………………………………… | 31 |
| 4．まとめ | ………………………………………………………………… | 33 |
| 文　　献 | …………………………………………………………………… | 33 |
| 質疑応答 | …………………………………………………………………… | 34 |

## 講演3．口腔微生物叢と歯のケアが腸内微生物叢に及ぼす影響

花田信弘，野村義明，村田貴俊，岡本公彰（鶴見大学歯学部探索歯学講座）………… 35

| 要　　約 | …………………………………………………………………… | 35 |
|---|---|---|
| 1．はじめに | ……………………………………………………………… | 35 |
| 2．口腔細菌と腸内細菌の違い | ……………………………………… | 36 |
| 3．口腔細菌による各臓器への影響 | ………………………………… | 36 |
| 4．消化器（腸）の炎症に関与する細菌 | …………………………… | 37 |
| 5．口腔病原体の除菌療法の可能性 | ………………………………… | 39 |
| 6．おわりに | ……………………………………………………………… | 40 |
| 文　　献 | …………………………………………………………………… | 40 |
| 質疑応答 | …………………………………………………………………… | 41 |

## 講演4．ヒト腸内フローラの個体レベル研究と臨床研究：定量的フローラモニタリングの必要性

Jeroen Raes（KU Leuven–VIB Center for Microbiology, Belgium）……………… 45

| はじめに | …………………………………………………………………… | 45 |
|---|---|---|
| 本　　文 | …………………………………………………………………… | 45 |
| 文　　献 | …………………………………………………………………… | 47 |
| 質疑応答 | …………………………………………………………………… | 47 |

## 講演5．腸内フローラのdysbiosisとプロバイオティクス，シンバイオティクスの応用

朝原　崇（株式会社ヤクルト本社中央研究所）…………………………………… 49

| 要　　約 | …………………………………………………………………… | 49 |
|---|---|---|
| 1．序　　論 | ……………………………………………………………… | 49 |
| 2．臨床における腸内細菌叢・腸内環境の重要性 | ………………… | 50 |
| 3．日本人2型糖尿病患者におけるプロバイオティクスの有用性 | … | 53 |
| 4．周術期におけるシンバイオティクスの有用性 | ………………… | 53 |
| 5．シンバイオティクスの感染防御のメカニズム | ………………… | 55 |
| 6．おわりに | ……………………………………………………………… | 56 |
| 謝　　辞 | …………………………………………………………………… | 56 |

文　　献……………………………………………………………………57

質疑応答……………………………………………………………………60


**総合討論**……………………………………………………………………63

**SUMMARY**：Intestinal Microbiota and Dysbiosis ………………………71

### Keynote Lecture 1.　Immune modulation by the gut microbiota

Kenya Honda

(Department of Microbiology and Immunology,

Keio University School of Medicine, Japan)

### Keynote Lecture 2.　Identifying commensal bacteria that provide resistance against antibiotic-resistant pathogens

Eric G. Pamer

(Memorial Sloan Kettering Cancer Center, USA)

### Lecture 1.　Dysbiosis, the microbiome-gut-brain axis, and mental health

Christopher A. Lowry

(University of Colorado Boulder, USA)

### Lecture 2.　Specific lactobacilli-dependent extraintestinal immune responses

Takanori Kanai

(Division of Gastroenterology and Hepatology,

Department of Internal Medicine, Keio University School of Medicine, Japan)

### Lecture 3.　Effect of oral microbiota and dental care to intestinal microbiota

Nobuhiro Hanada, Yoshiaki Nomura, Takatoshi Murata, Masaaki Okamoto

(Department of Translational Research,

Tsurumi University, School of Dental Medicine, Japan)

### Lecture 4.　Population-level and clinical studies of the human gut microbiome: the need for quantitative microbiome monitoring

Jeroen Raes

(KU Leuven-VIB Center for Microbiology, Belgium)

### Lecture 5.　Dysbiosis of intestinal microbiota and application of probiotics and synbiotics

Takashi Asahara

(Yakult Central Institute, Tokyo, Japan)

# はじめに

神谷　茂

杏林大学保健学部

　今回のテーマとして「腸内フローラとディスバイオーシス（バランス失調）」が取り上げられた．ディスバイオーシスdysbiosisは"身体の内外における微生物学的コミュニティにおけるバランスが崩れた状態"であると定義される（nature.com：https://www.nature.com/subjects/dysbiosisより）．ディスバイオーシスは炎症性腸疾患，糖尿病，動脈硬化症などをはじめとする多くの疾患の発症に関与することが想定されている[1]．

　Sohailら[2]は糖尿病の病態生理学における腸内フローラの役割，特にディスビオーシスの役割の重要性を提起した（Fig. 1）．腸内フローラのディスバイオーシスにより腸内フローラ構成細菌により産生される短鎖脂肪酸（short chain fatty acid：SCFA）の量に変化がみられることが2型糖尿病の原因となり得る．酪酸産生が減少することにより，腸管粘膜バリアが傷害を受け，グラム陰性腸内細菌の血管内侵入が誘導される．その結果，グラム陰性菌の構成成分のLPS（エンドトキシン）による組織の炎症が2型糖尿病の発症背景となる．また，プロピオン酸産生量が増加することにより，脂質合成と糖新生の亢進が誘導され，結果的に肥満となることが2型糖尿病の原因となり得る．更に腸内フローラのディスバイオーシスによりGタンパ

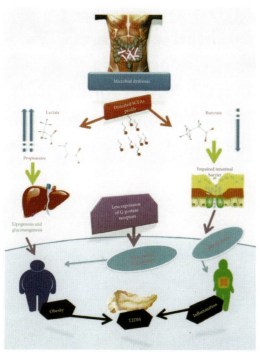

Fig. 1.　2型糖尿病の病態生理学における腸内フローラの役割．（文献2より引用）

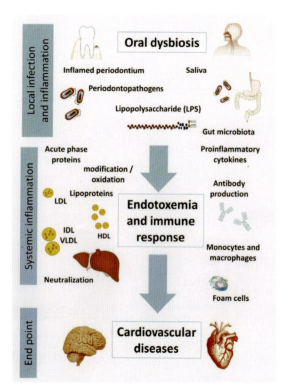

Schematic representation of putative mediators between oral dysbiosis and cardiovascular diseases.

"Host-pathogen interaction may lead to inflammatory responses, both locally and systematically."

Fig. 2. 口腔内フローラのディスバイオーシスと冠状血管疾患．（文献3より引用）

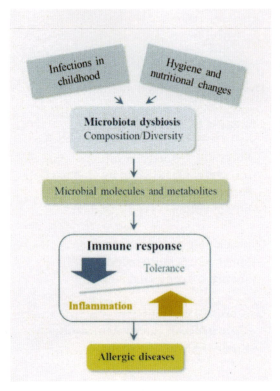

"Dysbiosis induce qualitative changes in the microbiota that directly affect immunological mechanisms leading to allergic diseases."

Fig. 3. 常在フローラのディスバイオーシスとアレルギー疾患．（文献4より引用）

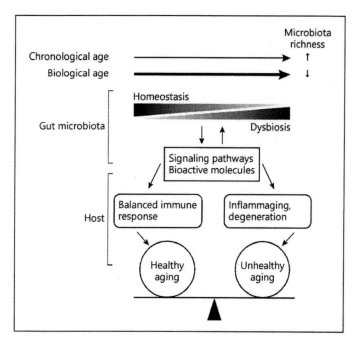

**Biological age-dependent gut dysbiosis and unhealthy aging.**

**Fig. 4.** 腸内フローラのディスバイオーシスと加齢．（文献5より引用）

ク質受容体の発現が低下することにより，エネルギーのホメオスタシスに破綻がみられ，肥満さらに2型糖尿病が引き起こされることが想定されている．

　Pietieinenら[3)]は口腔内細菌のディスバイオーシスと冠状血管疾患（coronary vascular disease：CVD）との関連性を指摘している（Fig. 2）．口腔内には100-200種類の多様性に富む口腔内細菌により口腔内常在フローラが形成されている．歯周炎などの炎症が口腔内で起こることにより，炎症性サイトカインや急性期タンパク質の産生が誘導され，口腔内フローラのディスバイオーシスが引き起こされる．*Porhpyromonas gingivalis*などのグラム陰性菌が歯周病の原因となることが多く，歯周病患者では歯周病起因菌の血管内およびリンパ管内への侵入によりエンドトキシン血症が認められる．エンドトキシン血症は軽度炎症の慢性化，酸化ストレス反応の惹起さらには血管の拡張と透過性の亢進を引き起こし，CVDの発症基盤を形成することが想定されている．メタ解析のデータでは歯周病および歯牙の高度欠損の患者ではCVDリスクがそれぞれ24%および34%増加することが報告されている．

　Pascalら[4)]は常在フローラ（腸内，気道，皮膚）とアレルギーとの関連性を指摘している（Fig. 3）．腸内フローラ構成菌は腸管免疫の発達に密接に関連する他，Th1細胞とTh2細胞のバランス調整やTh17細胞やTreg細胞の制御などにおいても重要な役割を果たしている．喘息やアトピー性皮膚炎などのアレルギーの発症と腸内フローラのディスバイオーシスとが深く関連していることが想定されている．腸内フローラのディスバイオーシスを誘導する因子として，感染症ならびに抗菌薬投与，分娩様式（経腟分娩または帝王切開），授乳内容（母乳または人工乳），食事内容（繊維質の含量）などが知られている．

　KimとJazwinski[5)]は腸内フローラと健康長寿との関連性について指摘している（Fig. 4）．腸内フローラは加齢により変化することが報告されている．一般的に加齢に応じて*Bacteroidaceae, Ruminococcacea, Lachnospiraceae*の3ファミリー細菌の相対的菌数が減少することが知られている．一方，腸内フローラの構成は生物学的年齢（身体的機能から推定される年齢）とは相関するが，暦年齢とは相関しないことも報告さ

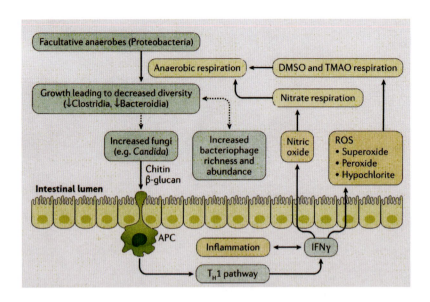

**Dysbiosis→Proteobacteria↑ → Clostridia↓, Bacteroidia↓→ *Candida*↑→ APC activation → Th1 activation → IFNγ production →inflammation/ROS generation**

Fig. 5. 炎症性腸疾患における腸粘膜の炎症と腸内フローラとの関連．（文献6より引用）

れている．腸内フローラの菌数（richness）は暦年齢における増加により増加するが，生物学的年齢の増加により減少する．また生物学的年齢の増加に従い腸内フローラのホメオスタシスは減少し，腸内フローラのディスバイオーシスは増加する．このようなディスバイオーシスにより，栄養分の吸収・代謝などのsignal pathwayにおよぼす腸内フローラの利益的作用は減じ，炎症性自然免疫反応の亢進が引き起こされる．また腸内フローラのディスバイオーシスは種々のバイオマーカーを介しての腸内フローラと宿主とのクロストークを妨げることにもなる．上記バイオマーカーとしてrapamycin, metformin, 一酸化窒素などがマウスや線虫を用いた基礎実験にて報告されている．

Niら[6]は炎症性腸疾患（inflammatory bowel disease：IBD）における腸内微生物，特にカンジダとの関連性を指摘した（Fig. 5）．大腸の炎症はIFNγの産生を刺激し，その結果，活性酸素種（reactive oxygen species：ROS）が貪食性自然免疫細胞により生成される．ROSは嫌気呼吸（解糖および発酵）を促し，Proteobacteria門などの通性嫌気性菌が増加し，偏性嫌気性菌（Clostridia綱，Bacteroidia綱など）が減少する．腸内フローラのディスバイオーシスにより，真菌，特に*Candida*属の増加がみられ，chikinおよびβ-glucan抗原提示細胞によりTh1系ヘルパー細胞の活性化が引き起こされ，腸管粘膜の炎症が増幅されることが想定されている．加えて，腸内フローラのディスバイオーシスは腸管内バクテリオファージの増加を促し，腸内フローラ構成細菌に影響を及ぼすことも示唆されている．興味深いことにクローン病患者の回腸粘膜よりバクテリオファージ（*Caudovirales*）が増加していること，IBD患者では腸内真菌の変化（*Saccharomyces cerevisiae*の減少と*Candida albicans*の増加）が報告されている．

Zuoら[7]は腸管真菌のディスバイオーシスは*Clostridioides*（*Clostridium*）*difficile*感染症患者に対する糞便移植治療法（fecal microbiota transplantation：FMT）の効果を減弱させることを報告した（Fig. 6）．*C. difficile*はグラム陽性偏性嫌気性細菌であり，3種類の毒素（トキシンA, Bとバイナリートキシン）を産生する株は抗菌薬関連下痢症および偽膜性大腸炎の原因となる．本菌感染症への治療法として，直接の原因となった抗菌薬投与の中止と本菌に効能のある抗菌薬（メトロニダゾール，バンコマイシン，フィダキソマイ

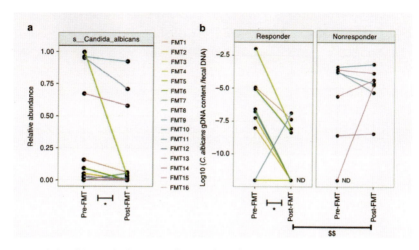

**The presence of *C. albicans* is linked to fecal microbiota transplantation (FMT) in CDI.**
(a)Relative abundance of *C. albicans* before and after FMT    *; P<0.05    $$; P<0.01
(b)Change of abundance of *C. albicans* in responder and non-responder before and after FMT.
***"C. albicans* was markedly decreased after FMT in FMT responders"**

Fig. 6. 腸管真菌のディスバイオーシスの*Clostridioides difficile*感染症に対する糞便移植治療法に及ぼす影響．（文献7より引用）

　シン）の投与が知られている．これらの治療法に加えて，近年，健康人の糞便を上記患者へ投与するFMTの有効性が報告されている．FMT治療に効果を示すFMT respondersと効果を示さなかったFMT non-respondersでの糞便内*C. albicans*の量を比較した結果，FMT respondersでは*C. albicans*が有意に低下していることが示され，*C. albicans*がFMTの治療阻害因子となり得ることが想定された．

　このように腸内フローラのディスバイオーシスが宿主の多くの疾病に関連していることが報告されているため，ディスバイオーシスについて様々な観点から研究を展開することが期待されている．本日のシンポジウムでは，「腸内フローラとディスバイオーシス（バランス失調）」をテーマとして各講師に講演を依頼した．まず，本田賢也先生（慶應義塾大学医学部）から「腸内細菌による免疫修飾」について，Eric G Pamer先生（米国，スローン・ケタリング記念がんセンター）から「抗菌薬耐性微生物に対する耐性を持つ共生細菌の同定」について特別講演をしていただく．またChristopher A Lowry先生（米国，コロラド大学）から「ディスバイオーシス，腸内フローラ・脳・腸連関とメンタルヘルス」，金井隆典先生（慶應義塾大学医学部）から「腸管外現象に影響を及ぼす特定の乳酸菌」，花田信弘先生（鶴見大学歯学部）から「口腔微生物叢と歯のケアが腸内微生物叢に及ぼす影響」，Jeroen Paes先生（ベルギー，KUルーベン-VIB微生物センター）から「ヒト腸内フローラの個体レベル研究と臨床研究：定量的フローラモニタリングの必要性」，朝原　崇先生（ヤクルト本社研究所）から「腸内フローラのdysbiosisとプロバイオティクス・シンバイオティクスの応用」について，最新の知見や研究成果の紹介を含めて講演していただく．最後に，講演者全員参加の上総合討論が行われる．フロアの方々の活発なご議論をお願いしたい．

文　献
1 ）神谷　茂：腸内フローラと内科疾患，Jpn J Antibiotics, 70：1-13, 2017
2 ）Sohail MU, Althani A, Anwar H, Rizzi R, Marei HE：Role of the gastrointestinal tract microbiome in the

pathophysiology of Diabetes Mellitus. J Diab Res 9631435, doi：10.1155/2017/9631435, 2017

3 ) Pietieinen M, Liljestrand JM, Kopra E, Pussinen PJ：Mediators between oral dysbiosis and cardiovascular diseases. Eur J Oral Sci 126（Suppl. 1）：26-36 doi：10.1111/eos.12423

4 ) Pascal M, Perez-Gordo M, Caballero T, Escribese MM, Lopez Longo MN, Luengo O, Manso L, Matheu V, Seoane E, Zamorano M, Labrador M, Mayorga C：Microbiome and allergic diseases. Front Immunol 9：1584, doi：10.3389/fimmu.2018.01584, 2018

5 ) Kim S, Jazwinski SM：The gut microbiota and healthy aging-A mini-review. Gerontology 64：513-520, 2018

6 ) Ni J, Wu GD, Albenberg L, Tomov VT：Gut microbiota and IBD：causation or correlation? Nature Rev Gastroenterol Hepatol, 14：573-584, 2017

7 ) Zuo T, Wong SH, Cheung CP, Lam K, Lui R, Cheung K, Zhang F, Tang W, Ching JYL, Wu JCY, Chan PKS, Sung JJY, Yu J, Chan FKL, Ng SC：Gut fungal dysbiosis correlates with reduced efficacy of fecal microbiota transplantation in *C. difficile* infection. Nat Commun 9：3663. Doi：10.1038/s41467-018-06103-6, 2018

# 特別講演1．腸内細菌による免疫修飾

本田　賢也

慶應義塾大学医学部　微生物学・免疫学

## 要　約

　ほ乳類の腸管には数百の腸内細菌（マイクロバイオータ）が存在し，宿主の生理機能に深く影響を及ぼしている．従ってマイクロバイオータを人為的に改善することが出来れば，複数の疾患に対する新たな治療戦略となり得る．我々は，消化管の恒常性維持機構を理解すると共に，個々の腸内細菌種が免疫システムにどのように影響を与えているかを還元化して把握して行く独自の研究手法を樹立してきた．この方法によってこれまでに，制御性T細胞，Th17細胞，Th1細胞，CD8 T細胞を特異的に誘導する腸内細菌種の同定に成功した．本研究では，健康人の便から，IFNγ陽性（＋）のCD8 T細胞を誘導する11菌株を単離することに成功した．IFNγ⁺CD8 T細胞は，マウス腸管に多く恒常的に存在しているが，無菌マウスではその数が著減していることから，腸内細菌がその数を増やしていると考えられた．そこで，健常人6名の便をそれぞれ無菌マウスに投与したところ，それぞれの便でIFNγ⁺CD8 T細胞誘導能が異なることがわかった．そこで最も強力にIFNγ⁺CD8 T細胞誘導が見られたマウスを選択し，その腸内容物を別の無菌マウスに投与し，異なる抗生物質を投与した．その結果，アンピシリンを投与した際に誘導が増強されることがわかった．再び最も強力にIFNγ⁺CD8 T細胞誘導が見られたマウスを選択し，腸内容物を培養し，26菌株を単離した．そこからIFNγ⁺CD8 T細胞誘導能を損なわずに11菌株にまで絞り込むことが出来た．IFNγ⁺CD8 T細胞は，がん免疫においてエフェクター細胞として働くことが知られている．そこで我々は，免疫チェックポイント阻害薬と同定した11菌株の併用効果を検証した．マウスMC38がん移植モデルを用いた実験では，11菌株投与の抗腫瘍効果は抗PD-1抗体に匹敵するものであり，かつ抗PD-1抗体と11菌株を併用投与すると抗腫瘍効果が増強することがわかった．

## 本　文

　米国Human Microbiome Projectや欧州MetaHITプロジェクトなど，次世代シークエンサーを用いた大型プロジェクトが行われ，微生物叢研究の実施において必須な基盤情報の整備が進み，様々な疾患とヒト腸内細菌の状態との相関関係が見出された．さらに健常人の糞便を患者に移植する便移植治療の有効性が実証され，腸内細菌叢がマニピュレーション可能であることが明らかになり，腸内細菌叢に着目した治療法開発が現実味を帯びている．そして現在，微生物叢と宿主（ヒト）の相関関係の解明から更に一歩踏み込んで，詳細なメカニズムの理解を進め，微生物叢の制御，或いは宿主に作用する機能性分子に着目した予防，治療技

術の開発を加速させるべきフェーズにある．また，微生物叢の差異に着目することで，より精緻なプレシジョンメディシン・サブグループ化の実現が期待されている．しかしながら，世界的なマイクロバイオーム研究の進展にもかかわらず，病態悪化や逆に病態改善へと繋がる「causative」な菌種を同定できた例は数えるほどしかなく，菌株として臨床応用出来ている例は見当たらない．その要因は，腸内細菌叢を構成する細菌種の単離・培養研究が進んでいないことにあると考えられる．例えば感染症の原因微生物を特定する時，病巣から微生物を分離し，分離した微生物を動物に感染させて同じ病気を起こせるかどうかを検討するのが定石である．一方，腸内細菌叢研究は，情報収集が先行し，構成する菌種の多くは未分離未培養あるいは未解析のまま取り残されており，それぞれの特徴付けがなされておらず，「Cause-and-Effect関係」が明確ではない状況にある．しかも，わずか1種類の病原菌で発症する感染症とは異なり，腸内細菌叢の生理機能は複数の細菌種からなるコミュニティとして発序されることが多い．にもかかわらず，どの細菌種の組み合わせが機能的コミュニティとしての最小単位を構成しているのか，まだほとんどわかっていない．よって，今日の次世代シーケンサーを用いたビッグデータから「相関」する関連菌を情報学的に割り出すデータ駆動型のトップダウンアプローチに加えて，個々の菌種の単離と機能解明というボトムアップ解析を進め，菌株の組み合わせによるコミュニティとしての働きを理解すれば，新たな疾病対策・治療開発の実現化・具体化はさらに高くなるといえる[1-7]．

　我々は，微生物叢−宿主相互作用の理解を加速・深化し，健康・医療技術を創出するために，免疫システム増強・粘膜バリア維持という課題に焦点を当て，目的とする表現型を維持しながら出来るだけ腸内細菌叢を絞り込み，最終的には本質的に重要な働きをする腸内細菌株セットの単離を試みている[8-12]．そのため，「特定の腸内細菌だけを持つ動物を作成する技術（ノトバイオート技術）」・「嫌気性菌培養技術」・「次世代シーケンサーによる腸内細菌叢解析（メタゲノム解析）」を組み合わせた統合的なアプローチにより，複雑な腸内細菌叢を細分・要素化し，宿主細胞の機能と明確に関係づける方法をとっている．ヒト腸内細菌叢の殆どを培養できる技術を用いることで，複雑な腸内細菌叢を培養菌株だけでマウスの中で概ね再現することができる．したがって，機能・表現型に紐づけられた腸内細菌株を得て，ノトバイオートマウスを作製することで，相関から更に踏み込んだ「Cause-and-Effect関係」を明らかにすることが出来る[4]．免疫システム増強・粘膜バリア維持において効果の高い細菌株カクテルを単離し，さらに個別ゲノム解析（細菌が持つ遺伝子情報を得る）・トランスクリプトーム解析・メタボローム解析を組み合わせることにより，菌株に由来する責任生理活性物質，及び細胞分子メカニズムを明らかにできる．

　インターフェロン−γ（IFNγ）を恒常的に産生するCD8陽性T細胞（IFNγ⁺ CD8 T細胞）が，マウスの消化管に非常に多く存在し，無菌マウスではこの細胞は著しく少なくなっていることを見出した．IFNγ⁺ CD8 T細胞誘導細菌を同定するため，計6人の健常ボランティア（A～F）から得た便サンプルをそれぞれ無菌マウスに投与したところ，ドナーB便を投与したマウス大腸でIFNγ⁺ CD8 T細胞が特に強く誘導された．そこでB便投与マウスグループから最も強力にIFNγ⁺ CD8 T細胞誘導が観察されたB#5マウスを選択した．B#5マウスの腸内容物を別の6グループの無菌マウスに経口投与し，それぞれ異なる抗生物質を投与した．その結果，アンピシリンを投与したグループでIFNγ⁺ CD8 T細胞誘導が増強されることがわかった．アンピシリンを投与したグループから最も強力にIFNγ⁺ CD8 T細胞誘導が観察されたB5-Amp#2とB5-Amp#3の2匹のマウスを選択し，これらマウスの腸内容物を採取し培養した．培養によって26菌株の細菌が単離できた．26菌株から，菌叢シーケンス解析とコンピュータによる相関解析によって，Speaman's indexのRho値が高い11菌株を選択した．ノトバイオートマウス作製によって，11菌株だけでIFNγ⁺ CD8 T細胞を十分に誘導出来ることがわかった．11菌株は，MyD88非依存性シグナル経路を使ってBatf3依存的樹状細胞及びIrf4依存的樹状細胞両方を活性化して，IFNγ⁺ CD8 T細胞を誘導することがわかった．また，11菌株はバク

テロイデス 7 株と非バクテロイデス 4 株を含んでいるが，4 株が実行菌株として働き，7 株はサポーター菌株として働くことがわかった．メタボローム解析から，11 菌株は mevalonate や dimethylglycine を産生することによって IFNγ⁺ CD8 T 細胞を誘導すると考えられるデータが得られた．加えて 11 菌株の経口投与は，病原性細菌である *Listeria monocytogenes* に対する感染に対して抵抗性を付与することがわかった．さらに 11 菌株の複数回の経口投与は，MC38 腺癌皮下投与モデルおよび Braf/Pten 変異メラノーマ皮下投与モデルにおいて，抗 PD-1 抗体および抗 CTLA4 抗体投与による免疫チェックポイント阻害療法の効果を増強することがわかった．分離培養した 11 菌株は，免疫チェックポイント阻害療法の副作用として知られる腸炎の発症も抑制することもわかった．

最後に 11 菌株が健常者の腸内細菌叢にどの程度棲息しているかを調べた．公開されている複数のメタゲノムデータベースを検証したところ，これら 11 菌株は極めて稀少な細菌株である事が分かった．そのため，今回単離した 11 菌株は，多くの人に応用可能な（殆どの人が持っていないので，投与すると効果がある可能性がある），非常に貴重な細菌株であると考えられた．

# ま　と　め

本研究では，IFNγ⁺ CD8 T 細胞を強力に誘導する 11 菌株を単離し，それらの投与が感染症や腫瘍増大を抑制することをマウスを用いて示した．したがって，これらの 11 菌株は感染症やがんに対する新たな予防・治療シーズとなり得る．今後はサルなどのよりヒトに近い実験動物を使って，同様の治療改善効果が認められるかの検証が必要である．

## 文　　献

1) Mimee, M., Citorik, R. J. & Lu, T. K. Microbiome therapeutics-Advances and challenges. *Advanced drug delivery reviews* 105, 44-54, doi：10.1016/j.addr.2016.04.032 (2016).

2) Kim, S., Covington, A. & Pamer, E. G. The intestinal microbiota：Antibiotics, colonization resistance, and enteric pathogens. *Immunological reviews* 279, 90-105, doi：10.1111/imr.12563 (2017).

3) Bhatt, A. P., Redinbo, M. R. & Bultman, S. J. The role of the microbiome in cancer development and therapy. *CA：a cancer journal for clinicians* 67, 326-344, doi：10.3322/caac.21398 (2017).

4) Honda, K. & Littman, D. R. The microbiota in adaptive immune homeostasis and disease. *Nature* 535, 75-84, doi：10.1038/nature18848 (2016).

5) El Hage, R., Hernandez-Sanabria, E. & Van de Wiele, T. Emerging Trends in "Smart Probiotics"：Functional Consideration for the Development of Novel Health and Industrial Applications. *Frontiers in microbiology* 8, 1889, doi：10.3389/fmicb.2017.01889 (2017).

6) O'Toole, P. W., Marchesi, J. R. & Hill, C. Next-generation probiotics：the spectrum from probiotics to live biotherapeutics. *Nat Microbiol* 2, 17057, doi：10.1038/nmicrobiol.2017.57 (2017).

7) Blander, J. M., Longman, R. S., Iliev, I. D., Sonnenberg, G. F. & Artis, D. Regulation of inflammation by microbiota interactions with the host. *Nat Immunol* 18, 851-860, doi：10.1038/ni.3780 (2017).

8) Ivanov, II *et al.* Induction of intestinal Th17 cells by segmented filamentous bacteria. *Cell* 139, 485-498, (2009).

9) Atarashi, K. *et al.* Induction of colonic regulatory T cells by indigenous Clostridium species. *Science* 331, 337-341, (2011).

10) Atarashi, K. *et al.* Treg induction by a rationally selected mixture of Clostridia strains from the human microbiota. *Nature* 500, 232-236, (2013).

11) Atarashi, K. *et al.* Th17 Cell Induction by Adhesion of Microbes to Intestinal Epithelial Cells. *Cell* 163, 367-380,（2015）.

12) Atarashi, K. *et al.* Ectopic colonization of oral bacteria in the intestine drives TH1 cell induction and inflammation. *Science* 358, 359-365,（2017）.


質疑応答

座長（伊藤）：　本田先生，ありがとうございました．大変分かりやすい説明をしていただいたかと思います．時間が短いのですが，この段階で是非，何か聞いておきたいことがありましたらどうぞ．

中村（金沢大学）：　金沢大学の中村です．最初のPD1，オプジーボが効くか効かないかということに，腸内細菌が非常に関係しているということですね．先生のお示しされたものは，効いているものに更に先生がお示しになられた11種類の菌種があると効きが良くなるというお話でしたけれども，現在効かないものは，あれをやると効くようになるのですか．

本田：　効かないがんに対してという意味ですか．

中村：　いや，効果の程度の問題です．今のオプジーボは，奏効性があがるのはせいぜい2割か3割ですよね．腸内細菌を変えれば，先生の11種類の菌を飲ませれば効くというように考えてよろしいのですか．

本田：　はい，それを望んでおります．オプジーボなど，本当に効くヒトはたった5％ぐらいで，パーシャルレスポンスを入れても30％ぐらいで，残りの70％のヒトには全く効かない．それを何とかレスキューしたいというのが今回の研究の目的で，11菌株とオプジーボをコンビネーションすると，効かない70％のヒトもレスキューできるのではないかというのが狙いです．

中村：　大変ありがとうございました．

小林（東京大学，杏林大学）：　東大，杏林大の小林です．素晴らしいお仕事で目が覚めました．

本田：　ありがとうございます．

小林：　お仕事がスピーシーズゲノムレベルで進めていらっしゃるのですけれども，これを一歩下げてエピゲノム，メチローム，サブスピーシーズのレベルまで解像度を下げれば，もっといろいろなことが見えてくるのではないでしょうか．例えば，メタゲノムを見るときにパックバイオやナノポアを使って，メチロームを一気に読んでしまうというのはいかがでしょうか．

本田：　私たちがやっている仕事というのは，結局はこういう菌株，ミックスチャーがこのフェノタイプを誘導するという，上と下だけを見つけることを得意としていて，間がいつも分からないのです．分子メカニズムが分からない．例えば，この11菌株が何を産生してCD8T細胞を誘導するかというのが，いつも分からないのです．そういうときに先生がおっしゃるように，メチローム解析などが貢献するかどうか，今のところは分からないのですが，11菌株がどういうように働いて，例えば細菌のトランスクリプトーム解析とか，もっと深いメタボローム解析をやることによって，分子メカニズムまで落とし込める可能性はあります．やはり今どんどん発展してきているオミックス解析というのを組み合わせて，分子メカニズムまで落とし込みたいというのが，私たちも願っているところであります．

小林：　申し上げたいのはリゾリューションを高くする，スピーシーズの中を更に見分けるということです．もう1つは，6人はどう見ても少ないので，ボランティアを2桁，600人ぐらいに増やすということは，先生のお仕事に感動したヒトをたくさん探せば簡単ではないでしょうか．

本田：　はい．今やられているマイクロバイオーム研究というのは，真にそういう方向で，非常にたくさんのコホートを集めて，例えば患者の中で効いたヒト，効かなかったヒトを比べて，出てきた相関する菌を使うということをやっています．しかし私たちがやっているような，中小企業タイプの家内制手工業のような，たった6人のうちのラボメンバーの便を使っても，これだけ良いものが出てくるのです．それを600人にしたとしても，これだけで十分に働く菌が見つかっているので，それで実際に治療をしていくということで，我々はいいと思っているのです．

　たくさんのコホートを集めて相関解析をして，それで出てくるものも大事ですけれども，結局それは相関であって，

それが本当にコーザルに効いているかというと，なかなか分からない．実際にコーザルエフェクトを見るには，やはりノトバイオートに落とし込んでいかないといけなくて，そのときに600人もやれないですね．そういうことで，我々のやり方はボトムアップタイプですが，しっかりとコーザルエフェクトを持つ菌株が採れているので，このやり方で進めていきたいと思っています．

小林：　ありがとうございました．

渡辺（生命科学振興会）：　生命科学振興会の渡辺です．非常にきれいなデータをお見せいただいたのですが，私は昔，腸管のランゲルハンス細胞を随分研究していたのです．そのような細胞の関与はあるのでしょうか．要らないのでしょうか．

本田：　腸管のランゲルハンス細胞ですか．腸管にランゲルハンス細胞がいるかどうかもちょっと．

渡辺：　いや，そうではなくて，先生の反応にマクロファージなどの関与は必要しないのかどうかということです．

本田：　樹状細胞の関与は必要です．それはノックアウトマウスを使って検討していて，CD11c陽性CD103陽性の樹状細胞は必要です．それがノックアウトされると誘導されなくなります．

座長：　もう時間もきましたので，質問はこれで終わりにしたいと思います．質問がある方は，総合討論でまたお願いいたします．それでは，最後に拍手でお礼を申し上げたいと思います．　本田先生，どうもありがとうございました．

# 特別講演２．抗菌薬耐性微生物に対する耐性を持つ共生細菌の同定

## Eric G. Pamer
### Memorial Sloan Kettering Cancer Center, USA

### 要　　約

　抗生物質耐性菌を含む病原細菌によって引き起こされる感染は，一般的にそれらが粘膜表面，特に腸上皮へ定着するところから始まる．バンコマイシン耐性*Enterococcus faecium, Klebsiella pneumoniae*および*Clostridium difficile*は，抗生物質に対して高い耐性を有するが，腸内細菌叢はこれらが引き起こす感染に対する抵抗性を付与する．種々の抗生物質により処置したネズミおよびヒトの腸内細菌叢のメタゲノムシーケンス解析により，これらの一般的な院内感染原因菌に対する抵抗性獲得に関与する腸内細菌が同定され始めている．抗生物質治療後に，多様性に富む腸内細菌叢を移植する方法は，抗生物質耐性菌による感染症およびその患者間伝播を低減し得る手段として非常に有望である．

### 文　　献

1 ） Abt MC, Buffie CG, Susac B, Becattini S, Carter RA, Leiner I, Keith JW, Artis D, Osborne LC, Pamer EG. TLR-7 activation enhances IL-22-mediated colonization resistance against vancomycin-resistant enterococcus. *Science Translational Medicine*. 2016；8（327）：327ra25.

2 ） Xiong H, Keith JW, Samilo DW, Carter RA, Leiner IM, Pamer EG. Innate Lymphocyte/Ly6C（hi）Monocyte crosstalk promotes *Klebsiella pneumoniae* clearance. *Cell*. 2016；165（3）：679-89.

3 ） Caballero S, Kim S, Carter RA, Leiner IM, Sušac B, Miller L, Kim GJ, Ling L, Pamer EG. Cooperating commensals restore colonization resistance to vancomycin-resistant *Enterococcus faecium. Cell Host Microbe*. 2017；21（5）：592-602.

4 ） Becattini S, Littmann ER, Carter RA, Kim SG, Morjaria SM, Ling L, Gyaltshen Y, Fontana E, Taur Y, Leiner IM, Pamer EG. Commensal microbes provide first line defense against *Listeria monocytogenes* infection. *Journal of Experimental Medicine*. 2017；214（7）：1973-1989.

5 ） Lewis BB, Carter RA, Ling L, Leiner I, Taur Y, Kamboj M, Dubberke ER, Xavier J, Pamer EG. Pathogenicity locus, core genome, and accessory gene contributions to *Clostridium difficile* virulence. *MBio*. 2017；8（4）. pii：e00885-17.

6 ） Haak BW, Littmann ER, Chaubard JL, Pickard AJ, Fontana E, Adhi F, Gyaltshen Y, Ling L, Morjaria SM, Peled JU, van den Brink MR, Geyer AI, Cross JR, Pamer EG, Taur Y. Impact of gut colonization with butyrate producing microbiota on respiratory viral infection following allo-HCT. *Blood*. 2018；Apr 19. pii：blood-2018-01-828996.

7 ） Taur Y, Coyte K, Schluter J, Gjonbalaj M, Littmann E, Ling L, Miller L, Gyaltshen Y, Fontana E, Morjaria S,

Gyurkocza B, Perales MA, Castro-Malaspina H, Tamari R, Ponce D, Koehne G, Barker J, Jakubowski A, Papadopoulos E, Dahi P, Sauter C, Shaffer B, Young J, Peled J, Meagher R, Jenq R, van den Brink M, Giralt S, Pamer E, Xavier J. Microbiota-remediation after antibiotic-induced loss of commensal bacteria. *Science Translational Medicine* 2019.（In Press）

質疑応答

座長（伊藤）：　どうもありがとうございました．大変興味のある臨床で非常に役立つ仕事だと思います．先生のお話の中で，感染抵抗性ということに関して腸内フローラが非常に大きな影響を持っていると，そのメカニズムという点で見ましても，例えば胆汁酸の2胆汁酸や，短鎖脂肪酸というようなものがそれに深く関わっている．一番の感染抵抗性を示せない状況というのは，今回のテーマであるディスバイオーシスの状態ということで感染抵抗性が失われているというお話だったと思います．質問はありますか．

大野（理研）：　素晴らしいお話をありがとうございました．理研から来た大野博と申します．先生のお話の中で，この腸内細菌叢あるいはFMTが腸管外における病原体防御に重要なのでしょうか．

Pamer：　素晴らしいご質問だと思います．実際，私どもは6か月ほど前に文献化されたものがあるのですが，実際に細菌叢，特に呼吸器感染について見たものがありました．そこで聞かれたこととして，例えば結腸での酪酸が生産されなくなると上気道感染が起き，実際に下気道感染になり肺炎になるということが言われております．ですから，バスオス先生なども，今アムステルダムで研究を行っていますが，酪酸の産生と肺炎の関係を言っています．どういうふうな関連性があるのかまだよく分からないのですが，つまり抗生剤により短鎖脂肪酸ができなくなるということによって，恐らくT細胞のサブセットの分化が影響を受けるのだと思います．これは本田先生のお話にもありました．

本田（慶應大学）：　素晴らしいお話をどうもありがとうございます．複数質問があります．まずランチバイオティクスについてですがどういうふうに機能するのでしょうか．なぜランチバイオティクスがグラム陽性菌の抑制と関係があるのか．それはご存じですか．機序についてですが．

Pamer：　はい，ナイシンにより特性付けされております．それは脂質に結合します．細胞壁のペプチドグリカンの合成の阻害に関与し，恐らくまた別のアミノ酸経路がどの菌株が関連しているのかということと関連していると思います．

本田（慶應大学）：　2つ目の質問です．短鎖脂肪酸混合物の影響，例えば*Enterobacteriaceae*の細胞内のpHが低い場合はどういうふうに影響しているのでしょうか．なぜ細胞内のpHが低いことが*Enterobacteriaceae*の増殖抑制に繋がっているのでしょうか．何かメカニズムは分かりますか．

Pamer：　実際にpHがバクテリウムの細胞内で低下しているということです．ですから，細胞内，*Klebsiella*とか大腸菌といったような場合もそうですが，我々が疑問を持っていることは，これはなぜほかの常在性細菌において同じようなpHであるといった場合に，当然，細胞内がpH7ぐらいに維持されています．ところが，サルモネラとか大腸菌といった場合には，恐らくプロトンポンプのキャパシティがないのだと思われるわけです．ですから，そういった意味で，それに短鎖脂肪酸の濃度が影響してくるのだと思います．非常に興味深く，なぜこういったメカニズムが起こってくるのかというのは，非常に面白い質問であり，良い質問だと思いました．

本田（慶應大学）：　pHが落ちるということは，実際に短鎖脂肪酸の性質に影響しないということですか．

Pamer：　それについては試験を行いました．答えはノーです．実際にpHを落として，強い抑制，pHを上げるとまたそれが失われるということで影響しています．

前田（熊本大学）：　ありがとうございます．素晴らしいご講演でした．私も幾つか質問があります．ナイシンについてです．あまり日本では使われていません．添加剤，保存料として使われていませんが，ナイシンが幅広く食品の中で使われるとどういう影響が出るのでしょうか．

Pamer：　1つ面白いというか，興味深いこと，ランチバイオティクスについてですが，恐らく，細胞壁合成における必要性というか，これらの細菌については全くノーレジスタンス，これらの細菌については，耐性がないということ

はドキュメント化されてはおりません．そうすると，どうもナイシンの利用がマイクロバイオロジーというものをそこまで実際にそれを見ている人たちが考えるほどは変えていないということになります．そして，非常に広範囲なグラム陽性の菌に対しては効果があるようです．

前田（熊本大学）：　前田と申します．熊本大学から来ました．もう1つの質問は，短鎖脂肪酸についてです．短鎖脂肪酸は例えばサプリなどを摂ることによって操作できるのでしょうか．

Pamer：　短鎖脂肪酸，直接的にですか．私たちもかなり頑張って，それができるかということを見てきました．一つの難しさは，実際，ある濃度に達した後で排除する．そして正常な環境の中で正常なレベルにする．例えば経口なり，あるいは肛門なりでそれを投与する．そうするとかなり上部消化管で吸収され，下部消化管まで行かない．そして，肛門から行くと，そういう研究をした人もいます．かなり一時的な影響で，また細菌というものが回復するということです．

フー（ハノイ医科大学）：　ご発表ありがとうございます．ハノイ医科大学，ベトナムから来ましたフーと申します．先生のお話の中で，抗生剤の効果がなくなってきているというお話がありました．特に最近はそうだというお話があったわけですが，私が疑問に思うのは，例えば新興細菌というのがあります．こういった抗生剤に対する状況と，特に新興細菌について予防医学といったものを考えた場合に，我々は一体何をすればいいのか．将来的にこういったものに対しての問題を，抗生剤で治療できないのだとしたらどうしたらいいのか．特に新興感染症についてはどうなのでしょうか．

Pamer：　非常に重要な質問だと私は思います．確かにたくさんの会議が行われています．政府のレベルにおきましてもどうやったらこういったものに対して，例えばこれに対応するような薬剤が作れないかということで，抗生剤についてのプライオリティも与えています．中には非常に前向きの効果が出ているものもあります．つまり抗生剤の生産において，例えば過去5年ほど逆行しているものもあるわけで，ここで分かったこととしてほとんどの抗生剤，つまり臨床医が分かっているのは，新しい抗生剤，特に一旦出てきて広域の感染に有効であるといっても，そういった効果というのは非常に短い期間で失われてしまうということなのです．ですから，私が強く信じているのは，やはり抵抗性を上げること，つまり，広域の感染に対して細菌叢を最適化することによって行うべきだと考えています．病院でそれをやろうと思えば，当然，感染の伝播を検知以下のレベルにおいても監視するべきであると考えるわけですが，様々なことをやらなくてはなりません．特に細菌叢に対する細かな研究を行い，またたくさんの遺伝子解析，また相関関係というものを見て，また公的に寛容なバイオバンク，あるいは行政のオープンアクセス，学術的な調査が必要になってくると思います．こういった菌に対するアクセスというものがまだ十分にできていないということがあるわけで，当然こういったものには時間が掛かると思います．恐らく5年から10年掛かると思います．そういったものが1つのお答えになるのではないかと思います．

座長：　ありがとうございました．だいぶ時間も過ぎておりますので，これで終わらせていただきます．最後に拍手でお礼を申し上げたいと思います．

## 講演1．ディスバイオーシス，
## 腸内フローラ・脳・腸連関とメンタルヘルス

### Christopher A. Lowry
University of Colorado Boulder, C.O., USA

### 要　旨

不安障害，心的外傷後ストレス障害（PTSD）のような心的外傷およびストレッサー関連精神障害，または情動障害などによる苦しみを軽減する新規の予防および治療戦略が必要とされている．前臨床および臨床研究の両方で，炎症が精神障害の発症を促進することが示唆されている[1-4]．したがって，長期的に免疫調節能を高め，適正ではない炎症反応を抑制する戦略は，これらの障害の予防や治療の可能性を秘めている[5]．

我々は，Chronic Subordinate Colony housing（CSC）モデルのような，マウスの慢性的心理社会的ストレスモデルを使用した試験によって，心理社会的ストレスが腸内細菌叢を撹乱し，病原性微生物の増殖や宿主の炎症が誘導されることを見出した．制御性T細胞（Treg）を活性化し，抗炎症性サイトカインの産生を増加させることが明らかになっている免疫調節生物製剤の *Mycobacterium vaccae*（NCTC 11659）加熱死菌体[6]を同マウスに接種すると，PTSD様の症状の進展が抑制された[1]．*M. vaccae*接種によるこうした保護的な効果は，ストレスによって増殖する炎症性の腸内細菌群に対する防御効果に基づくものであることが解析により示されている．

腸内細菌叢の撹乱がどのようにストレス関連精神障害のリスクを高める全身性炎症および神経炎症に対する脆弱性につながるのか，このショートレビューでは，我々の現在の理解を要約して示す．この研究成果は，日本の東京で開催された公益財団法人ヤクルト・バイオサイエンス研究財団主催の第27回腸内フローラシンポジウムで発表され，議論された．このシンポジウムで議論された本テーマは，腸内細菌叢構成物による介入が，不安障害，心的外傷およびストレッサー関連精神障害ならびに情動障害の予防と治療に繋がる可能性を含んでいる．

### 緒　言

過度または適正ではない末梢の炎症反応がストレス関連精神障害のリスクを増加させることが，関連する一連の証拠から示唆されている[7-9]．末梢の炎症誘発性免疫反応に関与すると考えられている要因は多くあるが，これらのうち，近年では腸内細菌叢の変化に特に注目が集まっている[5, 10, 11]．ヒトは進化の過程において，原核生物，真核生物，ウイルスなどのヒトの腸内細菌叢を構成している多様な微生物と共に進化してきた[12]．興味深いことに，これらの微生物，細胞，免疫器官の間の相互作用が，ヒト細胞や器官の応答性を

形成してきた．特定の微生物が，免疫調節経路を刺激することや病的な炎症を抑制することが示されている[13]．

免疫調節経路を刺激するように進化を遂げた微生物には以下のものが含まれる．（i）腸内細菌が利用可能な炭水化物の含有量が一般的に少ない食事など，西洋の生活様式によって変化した共生細菌叢[14, 15]．（ii）人間の進化における狩人採集期を通して存在していた「古い感染症」に関連する病原体[16]．（iii）ヒトが必然的に日常接触していた（したがって，免疫系による耐性が必要とされた）環境腐生菌を含む自然環境由来の微生物．

しかしながら，現代の都市生活様式（すなわち，衛生仮説）の結果としてヒトの細菌叢は劇的に変化し，微生物のクラス（綱）には丸ごと消失したものや，大幅に縮小したものがある（すなわち，「失われゆく細菌叢仮説」[17]，「微生物の多様性仮説」[18]，または「Old Friends」仮説[13]）．細菌叢の構成におけるこの変化は，末梢免疫系の抗原応答性を変化させ，Tregの発達不良で示されるようなアンバランスな免疫調節能を導くと主張されてきた[13]．この論理に基づき，腸内細菌叢構成物による介入によって，失われた「Old Friends」のいくつかを回復し，それによって免疫シグナル伝達を免疫調節能を高める方向に変化させることで，精神障害の予防または治療のための戦略開発が進められてきた[19, 20]．

### 1．慢性的心理社会的ストレスは，腸内細菌の撹乱およびPTSD様症状の発症をもたらす

マウスのCSCモデルは，19日間にわたって下位のマウスを上位の攻撃的なマウスにさらすことで構築する．この手順は，PTSDの適切なモデルとして提案されており，持続的な副腎皮質機能低下，コルチコステロン分泌の概日リズムの平坦化，グルココルチコイド非感受性，自然発症型の大腸炎，炎症性腸疾患（IBD）モデルにおける化学物質誘発性大腸炎の劇症化および不安様の防御的行動反応の増加によって特徴付けられる（概要は文献2, 22を参照）．

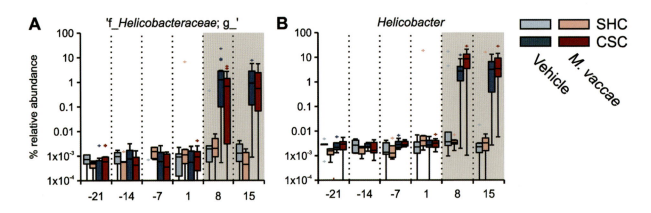

**Fig. 1** 成体の雄性C57BL／6Nマウスにおける Single-House Control（SHC）条件と比較したCSCの腸内細菌叢への影響．データは，腸内細菌叢組成に対するCSC曝露の主な影響を示している．
（A）CSC曝露8日目と15日目において，CSC曝露は*Helicobacter*科のある未同定属細菌の相対占有率を増加させた（灰色の陰影）．
（B）CSC曝露8日目と15日目において，CSC曝露は*Helicobacter*属細菌の相対占有率を増加させた．
データは，分類学的計測法として標準化された比率である相対占有率（%）として，対数スケールで図示される．ボックスの下部と上部は，それぞれ第1四分位値と第3四分位値を示す．ひげは，上下の四分位値を超える1.5四分位範囲を示す．ひげの外側の値は+で示す．各グラフの独立したデータポイント数（N）と各グループのサンプルサイズ（n）は次の通り．N=62；vehicle/SHC，n=10；vehicle/CSC，n=21；*M. vaccae*/SHC，n=9；*M. vaccae*/SHC，n=22（許可を得てReber et al.[1]より転載）

加えて，CSCモデルにおける慢性的な心理社会的ストレスは，*Helicobacter*属細菌の相対的な占有率の上昇を特徴とする，腸炎や腸管感染症の生物学的徴候となる腸内細菌叢を誘導する（Fig. 1）．*Helicobacter*属細菌は，IL-10 −/− マウスで観察されるように，インターフェロンγ（IFN-γ）とIL-12の誘導を介した十分な免疫調節が効かない場合に自然発症型の大腸炎を誘導する病原共生微生物と考えられている[21]．*Helicobacter*属細菌の占有率がストレスによって増加することは既に報告されており，グルココルチコイド受容体に作用するグルココルチコイドホルモンの増加に依存することが示されている[22]．ストレスによって誘発される*Helicobacter*の増加が，腸内細菌叢の撹乱された状態を表し，ストレスによる負の症状であるという証拠として，Specific-Pathogen-Free（SPF）CSCマウスをSPFで*Helicobacter*属細菌を除去した上位のマウスにさらしても，下位のマウスに自然発症型の腸炎が誘導されることはなかったという観察結果がある[4]．さらに，CSC処置の間に起こる上位のマウスから下位マウスへの*Helicobacter*属細菌の伝播は，ストレスによって誘導される自然発症型の腸炎の発症を再燃させる[4]．

## 2. *Mycobacterium vaccae* 加熱死菌体の投与は，CSCによって誘発される自然発症型大腸炎およびPTSD様症状の発症を予防する

過去の研究において，免疫調節作用を示す*Lactobacillus reuteri*および*Lactobacillus paracasei*株を*Helicobacter hepaticus*接種マウスに投与すると，*H. hepaticus*の総量には影響しないにも関わらず，共接種マウスでは腸炎が軽減することが示されている[23]．*M. vaccae*（NCTC 11659）加熱死菌体による免疫付与は，*Helicobacter*属細菌の相対的な占有率に影響を及ぼさなかったが（Fig. 1），結腸の組織学的損傷を防ぎ，*ex vivo*で抗CD3抗体の刺激を受けた採取直後の腸間膜リンパ節細胞を用いた試験において，CSCによって誘発されるインターフェロンγ（IFN-γ）やIL-6を含む炎症性サイトカインの過度な分泌が抑制されることを見出した[1]．一方で，*M. vaccae*で免疫付与したマウスでは，CSC曝露時のIL-10（抗炎症性サイトカイン）の分泌が100倍以上増加した[1]．また，*M. vaccae*による免疫付与は，IBDモデルマウスの試験において，自然発症型の大腸炎と化学物質誘発型の大腸炎悪化の両方に対して保護効果を示した．また，これに関連して，より積極的な行動反応への変化が観察され，ストレスによって誘発される不安様の防御的行動反応の増加が抑制された[1]．加えて，*M. vaccae*の保護作用はTregに依存していた[1]．これらの知見は，喘息モデルマウスに対する*M. vaccae*を用いた免疫付与が，Tregの誘導およびIL-10やTGF-βを含む抗炎症性サイトカインの産生を介して保護作用を示す先行研究の結果と一致する[6]．全体として，これらの知見は*M. vaccae*による免疫付与が免疫調節能を強化し，Tregとエフェクター T細胞のバランスのとれた発現を促進し，結果として適正ではない炎症反応が抑制されるという仮説と一致する．

新しく分化したT細胞は長い半減期（例えばマウスでは27日）を有するため[24]，適正ではない炎症反応や不安様の防御的な行動反応の持続を含む心理社会的ストレスの有害な症状に対して，このアプローチは長期的に保護作用を示す可能性がある．ただし，行動に対するストレスの影響を改善するには，最終的には脳の変化を介する必要がある．したがって，神経炎症に対する心理社会的ストレスと腸内細菌の免疫調節介入による影響を探ることが重要となる．

## 3. 心理社会的ストレス要因への曝露は，神経炎症反応を誘発する

急性および慢性的なストレッサーへの曝露は，不安障害，心的外傷およびストレッサー関連障害ならびに情動障害の発症における重要な病因である（例えば文献25を参照）．また，慢性的な軽度炎症が潜在的なメ

ディエーターとなることを示唆する証拠がある[26]．これにより，急性もしくは慢性ストレッサーがストレス関連精神疾患のリスクを高めるメカニズムを謳うことを目的に設計された，数多くのストレスパラダイムが形成されるようになった．

さまざまなパラダイムの利点が議論されているが[27]，大きく異なるパラダイムが驚くほど似た結果を生み出すことがある．例えば，2時間の断続的で回避不能なテールショック（IS）への曝露は，繰り返される社会的挫折経験によって引き起こされるものと非常に類似した不安様およびうつ病様の行動的および神経化学的変化を生み出した（詳細な議論については文献28を参照）．ISと繰り返される社会的挫折経験は，他のストレスパラダイムと同様に，ミクログリア活性化を特徴とする急速な神経炎症反応[29]およびIL−1βを含む炎症性サイトカインレベルの上昇を引き起こす[30]．この急速で一過性の神経炎症反応に加えて，急性および慢性ストレッサーの両方が，その後のストレス負荷に対する神経炎症反応において，長期持続的な感作または刺激を引き起こす（概要は文献31，32を参照）．

重要なことに，グラム陰性菌の細胞外壁成分であるリポ多糖（LPS）に応答した不安様およびうつ病様の行動反応もまた，事前のISまたは繰り返される社会的挫折経験によって増強される[31,33]．この持続的なストレッサー誘発性感作は，ミクログリアのストレッサー誘発性感作に仲介されると考えられている．実際，IS後24時間以内に，海馬および扁桃体から単離されたミクログリアは活性化しなくなることが，炎症性サイトカインの発現レベルが上昇していないことから分かる．しかしながら，LPSで刺激した場合，ISを受けたマウスのミクログリアは，IL-1βを含む炎症性サイトカインのmRNAおよびタンパク質を過剰に産生する（概要は文献31を参照）．繰り返される社会的挫折経験も，同様のミクログリアの活性化を引き起こす[34]．

即時型および持続型感作の神経炎症反応には多くの重要なメディエーターがあるが，IL-1βによる誘導が最も重要である．IS処置前のIL-1β受容体アンタゴニスト（IL-1ra）の中枢投与は，ストレス負荷に対する感作の結果生じる神経炎症反応を遮断する[35]．IL-1βのプロセシング／産生は，多くの場合インフラマソームの集合および活性化を伴う（概要は文献36を参照）．重要なことに，ISおよび他の急性ストレッサーの両方がNlrp3インフラマソームを誘導することが示されている[37]．

ここで，ストレッサーによって産生が促され，インフラマソームに作用するリガンドは何なのかという疑問が生じる．一連の証拠によると，それは傷害関連分子パターン（damage-associated molecular pattern；DAMP）の一つであるhigh-mobility group box1 protein（Hmgb1）であることが示唆されている．ISへの曝露は，様々な脳領域においてHmgb1を増加させる[38]．同様のことが，他の急性[39]および慢性[40]ストレスのパラダイムにおいても再現されている．さらに，Hmgb1の不活性化は，ISによって引き起こされる神経炎症およびミクログリア活性化を阻害する[38]．

ストレスにより誘発されるミクログリアの活性化および持続的な神経炎症反応への感作の根底にあるこれらのメカニズムを考慮に入れると，ストレス誘発性のミクログリア活性化および神経炎症を防止する1つのアプローチとして，これらの分子反応を妨げる介入法の確立が考えられる．これは，次の方法で達成され得る：1）中枢神経系における抗炎症メカニズムを上方制御する．2）Nlrp3を含むミクログリア活性化の分子メディエーターを下方制御する．3）ストレスによるHmgb1の増加を防ぐ．4）上記の組み合わせ．

## 4．*M. vaccae*加熱死菌体の投与は，中枢神経系において抗炎症環境を誘導する

我々は最近，*M. vaccae*の投与が，いかなるストレスへの暴露とも無関係に中枢神経系において抗炎症環境を誘導することを示した[41-43]．これは，海馬におけるIL-4のmRNAおよびタンパク質発現の増加により裏付けられた．

抗炎症性サイトカインIL-4は，炎症に対する緩衝作用を有する．第一に，IL-4は，マクロファージを選択的活性化状態であるM2ステージへと分化させ，様々な抗炎症メディエーターを産生させる[44]．さらに，IL-4はNlrp3インフラマソームの形成における会合過程を阻害することによって，IL-1$\beta$産生およびシグナル伝達を強力かつ選択的に阻害する[45]．脳においては，IL-4はニューロン[46]およびミクログリア[47]によって産生され，IL-4受容体（IL-4R$\alpha$）はミクログリアで密に発現する[46,48]．また，IL-4はミクログリアを抗炎症状態に分化させ（ミクログリアにおいてM2という用語の使用は疑問視されている）[49]，IL-1$\beta$産生を阻害する[50]．さらに，IL-4はCd200とCd200rを上方制御する[51]．Cd200は，ニューロンおよび内皮細胞上に発現する細胞表面膜貫通型糖タンパク質であり，一方，その同族受容体Cd200rはその多くがミクログリアに発現する[51]．Cd200がCd200rに結合することでミクログリアの活性化は阻害されて静止状態が維持され[52]，結果として，増加したIL-4がこの経路を介して抗炎症効果を発揮できる．

LPSの末梢投与前にIL-4を脳室内に投与することで，LPSによって引き起こされる若年性の社会探査行動の減少が阻止されることは注目に値する[53]．IL-4とIL-1$\beta$の脳室内同時投与は，ストレス誘発性の不安行動およびうつ病様行動を抑制するとともに，内側前頭前皮質，海馬，および視床下部においてIL-1$\beta$によって引き起こされるセロトニンレベルの上昇を抑制した[54]．これらの知見と一致して，M. vaccaeによる免疫付与により，海馬におけるIL-4およびIL-4応答性遺伝子（Cd200rおよびMrc1（Cd206）を含む）の発現が増加する[42,43]．

## 5. M. vaccae加熱死菌体の投与は，ストレスによって誘発される ミクログリア活性化および神経炎症を抑制する

M. vaccae加熱死菌体の投与は，海馬においてNfkbiaおよびNlrp3を含む炎症性メディエーターの下方制御を誘導した．これらの知見と一致して，M. vaccaeによる免疫付与は，海馬ミクログリアのISによる活性化を無効化した[42,43]．これらの試験では，単離直後の成体ラット海馬ミクログリアを用いて，ストレスによって誘発されるLPS誘導性のIl1$\beta$とNfkbia mRNAの過剰発現の抑制作用に基づいてM. vaccaeの効果を評価した．

同じく重要なことに，M. vaccaeによる免疫付与は，海馬ミクログリアにおけるIS誘発性のストレスによるCd200r mRNAの発現低下を無効化した[42,43]．Cd200rが減少することで，ISはLPSによって誘導されるミクログリア活性化の閾値を実質的に低下させるが，M. vaccaeによる事前の免疫付与は，この効果を阻害する[42,43]．これらの知見と一致して，M. vaccaeによる免疫付与は，若年性社会探査行動試験で評価されるような，IS誘発性の不安様の防御的行動反応の増加を阻害した[42,43]．

最後に，M. vaccaeによる免疫付与は，IS誘発性のHmgb1の増加も抑制した．これらのデータを総合的に見ると，ストレス誘発性のミクログリア活性化，神経炎症およびストレス誘発性の過剰な不安様防御的行動反応の抑制に対して，腸内細菌叢構成物による介入が有効であることが支持される．

## 結　論

適正ではない炎症反応は，不安障害，心的外傷およびストレッサー関連障害ならびに情動障害の発症リスク増加と関連している．この関係性は，PTSDの診断を受けた人において特に顕著である．PTSDと診断された人は，その後の成人喘息の発症率が増加する[55]．さらに，健康な人やPTSD以外の精神障害を有する人と比較して，PTSDと診断された人は，甲状腺炎，IBDおよび関節リウマチを含む自己免疫疾患や特定の自己免疫症状のリスクが高い[56]．これらの知見は，PTSDと診断された人ではIL-1$\beta$，IL-6および腫瘍壊死因

子を含む炎症性サイトカインが高値を示すという研究結果と一致している[57-62]．PTSD患者の抗炎症性サイトカインの濃度に関する報告例は少ないが，過去の報告例から，IL-4やTGF-$\beta$を含む抗炎症性サイトカインが減少していることが示唆されている[57,58]．また，米国海兵隊員の例で，配属前に血漿中C反応性タンパク質が高値である場合，配属後にPTSD症状を発症するリスクが高くなるという所見は，炎症の増悪がPTSD発症の危険因子であることを示唆している[3]．

　今回，*M. vaccae*加熱死菌体の投与による免疫付与が，前臨床モデルにおいてPTSD様症状の発症を抑制するという研究結果を示し，議論した．これは，ストレスによって誘発される過度な全身性炎症，ミクログリア活性化，神経炎症，そして不安様の防御的行動反応などが抑制されることなどからも明らかである．また，他の研究では，*M. vaccae*による免疫付与によりfear-potentiated startle model（恐怖増強モデル）における恐怖の消失が促進されることを実証した[63]．これらのデータは，免疫調節性の腸内細菌構成物による介入が，心的外傷およびストレッサー関連障害に付随する免疫調節異常のバランスを整え，予後を改善する可能性があることを示唆している．

## 文　　献

1) Reber SO, Siebler PH, Donner NC et al. Immunization with a heat-killed preparation of the environmental bacterium *Mycobacterium vaccae* promotes stress resilience in mice. *Proc Natl Acad Sci U S A* 2016；113：E3130-E3139.

2) Reber SO, Langgartner D, Foertsch S et al. Chronic subordinate colony housing paradigm：A mouse model for mechanisms of PTSD vulnerability, targeted prevention, and treatment-2016 Curt Richter Award Paper. *Psychoneuroendocrinology* 2016；74：221-230.

3) Eraly SA, Nievergelt CM, Maihofer AX et al. Assessment of plasma C-reactive protein as a biomarker of posttraumatic stress disorder risk. *JAMA Psychiatry* 2014；71：423-431.

4) Langgartner D, Peterlik D, Foertsch S et al. Individual differences in stress vulnerability：The role of gut pathobionts in stress-induced colitis. *Brain Behav Immun* 2017；64：23-32.

5) Lowry CA, Smith DG, Siebler PH et al. The microbiota, immunoregulation, and mental health：Implications for public health. *Curr Environ Health Rep* 2016；3：270-286.

6) Zuany-Amorim C, Sawicka E, Manlius C et al. Suppression of airway eosinophilia by killed *Mycobacterium vaccae*-induced allergen-specific regulatory T-cells. *Nat Med* 2002；8：625-629.

7) Miller AH, Raison CL. Are anti-inflammatory therapies viable treatments for psychiatric disorders?：Where the rubber meets the road. *JAMA Psychiatry* 2015；72：527-528.

8) Miller AH, Raison CL. The role of inflammation in depression：from evolutionary imperative to modern treatment target. *Nat Rev Immunol* 2016；16：22-34.

9) Hodes GE, Pfau ML, Leboeuf M et al. Individual differences in the peripheral immune system promote resilience versus susceptibility to social stress. *Proc Natl Acad Sci U S A* 2014；111：16136-16141.

10) Cryan JF, Dinan TG. Mind-altering microorganisms：the impact of the gut microbiota on brain and behaviour. *Nat Rev Neurosci* 2012；13：701-712.

11) Cryan JF, Dinan TG. More than a gut feeling：the microbiota regulates neurodevelopment and behavior. *Neuropsychopharmacology* 2015；40：241-242.

12) Logan AC, Jacka FN, Craig JM, Prescott SL. The microbiome and mental health：Looking back, moving forward with lessons from allergic diseases. *Clin Psychopharmacol Neurosci* 2016；14：131-147.

13) Rook GA, Adams V, Hunt J, Palmer R, Martinelli R, Brunet LR. Mycobacteria and other environmental organisms as immunomodulators for immunoregulatory disorders. *Springer Semin Immunopathol* 2004；25：237-255.

14) Sonnenburg ED, Sonnenburg JL. Starving our microbial self : The deleterious consequences of a diet deficient in microbiota-accessible carbohydrates. *Cell Metab* 2014 ; 20 : 779-786.

15) von Hertzen L, Beutler B, Bienenstock J et al. Helsinki alert of biodiversity and health. *Ann Med* 2015 ; 47 : 218-225.

16) Atherton JC, Blaser MJ. Coadaptation of *Helicobacter pylori* and humans : Ancient history, modern implications. *J Clin Invest* 2009 ; 119 : 2475-2487.

17) Blaser MJ, Falkow S. What are the consequences of the disappearing human microbiota? *Nat Rev Microbiol* 2009 ; 7 : 887-894.

18) von Hertzen L, Hanski I, Haahtela T. Natural immunity. Biodiversity loss and inflammatory diseases are two global megatrends that might be related. *EMBO Rep* 2011 ; 12 : 1089-1093.

19) Lowry CA, Smith DG, Siebler PH et al. The microbiota, immunoregulation and mental health : implications for public health. *Current Environmental Health Reports* 2016 ; 3 : 270-286.

20) Langgartner D, Lowry CA, Reber SO. Old friends, immunoregulation, and stress resilience. *Pflugers Arch* 2019 ; 471 : 237-269.

21) Kullberg MC, Ward JM, Gorelick PL et al. *Helicobacter hepaticus* triggers colitis in specific-pathogen-free interleukin-10 (IL-10) -deficient mice through an IL-12- and gamma interferon-dependent mechanism. *Infect Immun* 1998 ; 66 : 5157-5166.

22) Guo G, Jia KR, Shi Y et al. Psychological stress enhances the colonization of the stomach by *Helicobacter pylori* in the BALB/c mouse. *Stress* 2009 ; 12 : 478-485.

23) Pena JA, Rogers AB, Ge Z et al. Probiotic *Lactobacillus* spp. diminish *Helicobacter hepaticus*-induced inflammatory bowel disease in interleukin-10-deficient mice. *Infect Immun* 2005 ; 73 : 912-920.

24) Depis F, Kwon HK, Mathis D, Benoist C. Unstable FoxP3+ T regulatory cells in NZW mice. *Proc Natl Acad Sci U S A* 2016 ; 113 : 1345-1350.

25) Kendler KS, Karkowski LM, Prescott CA. Causal relationship between stressful life events and the onset of major depression. *Am J Psychiatry* 1999 ; 156 : 837-841.

26) Rohleder N. Stimulation of systemic low-grade inflammation by psychosocial stress. *Psychosom Med* 2014 ; 76 : 181-189.

27) Nestler EJ, Hyman SE. Animal models of neuropsychiatric disorders. *Nat Neurosci* 2010 ; 13 : 1161-1169.

28) Hammack SE, Cooper MA, Lezak KR. Overlapping neurobiology of learned helplessness and conditioned defeat : Implications for PTSD and mood disorders. *Neuropharmacology* 2012 ; 62 : 565-575.

29) Frank MG, Baratta MV, Sprunger DB, Watkins LR, Maier SF. Microglia serve as a neuroimmune substrate for stress-induced potentiation of CNS pro-inflammatory cytokine responses. *Brain Behav Immun* 2007 ; 21 : 47-59.

30) Johnson JD, Campisi J, Sharkey CM et al. Catecholamines mediate stress-induced increases in peripheral and central inflammatory cytokines. *Neuroscience* 2005 ; 135 : 1295-1307.

31) Frank MG, Weber MD, Watkins LR, Maier SF. Stress-induced neuroinflammatory priming : A liability factor in the etiology of psychiatric disorders. *Neurobiol Stress* 2016 ; 4 : 62-70.

32) Fonken LK, Frank MG, Gaudet AD, Maier SF. Stress and aging act through common mechanisms to elicit neuroinflammatory priming. *Brain Behav Immun* 2018 ; 73 : 148.

33) Wohleb ES, McKim DB, Shea DT et al. Re-establishment of anxiety in stress-sensitized mice is caused by monocyte trafficking from the spleen to the brain. *Biol Psychiatry* 2014 ; 75 : 970-981.

34) Weber MD, Godbout JP, Sheridan JF. Repeated social defeat, neuroinflammation, and behavior : Monocytes carry the signal. *Neuropsychopharmacology* 2017 ; 42 : 46-61.

35) Johnson JD, O'connor KA, Watkins LR, Maier SF. The role of IL-1beta in stress-induced sensitization of proinflammatory cytokine and corticosterone responses. *Neuroscience* 2004 ; 127 : 569-577.

36) Leemans JC, Cassel SL, Sutterwala FS. Sensing damage by the NLRP3 inflammasome. *Immunol Rev* 2011 ; 243 : 152-162.

37) Iwata M, Ota KT, Li XY et al. Psychological stress activates the inflammasome via release of adenosine triphosphate and stimulation of the purinergic type 2X7 receptor. *Biol Psychiatry* 2016 ; 80 : 12-22.

38) Weber MD, Frank MG, Tracey KJ, Watkins LR, Maier SF. Stress induces the danger-associated molecular pattern HMGB-1 in the hippocampus of male Sprague Dawley rats : A priming stimulus of microglia and the NLRP3 inflammasome. *J Neurosci* 2015 ; 35 : 316-324.

39) Cheng Y, Pardo M, Armini RS et al. Stress-induced neuroinflammation is mediated by GSK3-dependent TLR4 signaling that promotes susceptibility to depression-like behavior. *Brain Behav Immun* 2016 ; 53 : 207-222.

40) Lian YJ, Gong H, Wu TY et al. Ds-HMGB1 and fr-HMGB induce depressive behavior through neuroinflammation in contrast to nonoxid-HMGB1. *Brain Behav Immun* 2017 ; 59 : 322-332.

41) Fonken LK, Frank MG, D'Angelo HM et al. *Mycobacterium vaccae* immunization protects aged rats from surgery-elicited neuroinflammation and cognitive dysfunction. *Neurobiol Aging* 2018 ; 71 : 105-114.

42) Frank MG, Fonken LK, Dolzani SD et al. Immunization with *Mycobacterium vaccae* induces an anti-inflammatory milieu in the CNS : Attenuation of stress-induced microglial priming, alarmins and anxiety-like behavior. *Brain Behav Immun* 2018 ; 73 : 352-363.

43) Frank MG, Fonken LK, Watkins LR, Maier SF, Lowry CA. Could probiotics be used to mitigate neuroinflammation? *ACS Chem Neurosci* 2018 ; 10 : 13-15.

44) Martinez FO, Sica A, Mantovani A, Locati M. Macrophage activation and polarization. *Front Biosci* 2008 ; 13 : 453-461.

45) Hwang I, Yang J, Hong S et al. Non-transcriptional regulation of NLRP3 inflammasome signaling by IL-4. *Immunol Cell Biol* 2015 ; 93 : 591-599.

46) Zhao X, Wang H, Sun G, Zhang J, Edwards NJ, Aronowski J. Neuronal interleukin-4 as a modulator of microglial pathways and ischemic brain damage. *J Neurosci* 2015 ; 35 : 11281-11291.

47) Ponomarev ED, Maresz K, Tan Y, Dittel BN. CNS-derived interleukin-4 is essential for the regulation of autoimmune inflammation and induces a state of alternative activation in microglial cells. *J Neurosci* 2007 ; 27 : 10714-10721.

48) Hanisch UK. Microglia as a source and target of cytokines. *Glia* 2002 ; 40 : 140-155.

49) Ransohoff RM. A polarizing question : Do M1 and M2 microglia exist? *Nat Neurosci* 2016 ; 19 : 987-991.

50) Cherry JD, Olschowka JA, O'Banion MK. Arginase 1+ microglia reduce Abeta plaque deposition during IL-1beta-dependent neuroinflammation. *J Neuroinflammation* 2015 ; 12 : 203.

51) Lyons A, Downer EJ, Crotty S, Nolan YM, Mills KH, Lynch MA. CD200 ligand receptor interaction modulates microglial activation in vivo and in vitro : A role for IL-4. *J Neurosci* 2007 ; 27 : 8309-8313.

52) Walker DG, Dalsing-Hernandez JE, Campbell NA, Lue LF. Decreased expression of CD200 and CD200 receptor in Alzheimer's disease : A potential mechanism leading to chronic inflammation. *Exp Neurol* 2009 ; 215 : 5-19.

53) Bluthe RM, Lestage J, Rees G, Bristow A, Dantzer R. Dual effect of central injection of recombinant rat interleukin-4 on lipopolysaccharide-induced sickness behavior in rats. *Neuropsychopharmacology* 2002 ; 26 : 86-93.

54) Park HJ, Shim HS, An K, Starkweather A, Kim KS, Shim I. IL-4 inhibits IL-1beta-induced depressive-like behavior and central neurotransmitter alterations. *Mediators Inflamm* 2015 ; 2015 : 941413.

55) Alonso J, de JP, Lim CC et al. Association between mental disorders and subsequent adult onset asthma. *J Psychiatr Res* 2014 ; 59 : 179-188.

56) O'Donovan A, Cohen BE, Seal KH et al. Elevated risk for autoimmune disorders in Iraq and Afghanistan Veterans with posttraumatic stress disorder. *Biol Psychiatry* 2014 ; 77 : 365-374.

57) Cohen M, Meir T, Klein E, Volpin G, Assaf M, Pollack S. Cytokine levels as potential biomarkers for predicting the development of posttraumatic stress symptoms in casualties of accidents. *Int J Psychiatry Med* 2011 ; 42 : 117-131.

58) von KR, Hepp U, Kraemer B et al. Evidence for low-grade systemic proinflammatory activity in patients with posttraumatic stress disorder. *J Psychiatr Res* 2007；41：744-752.

59) Newton TL, Fernandez-Botran R, Miller JJ, Burns VE. Interleukin-6 and soluble interleukin-6 receptor levels in posttraumatic stress disorder：Associations with lifetime diagnostic status and psychological context. *Biol Psychol* 2014；99：150-159.

60) Sommershof A, Aichinger H, Engler H et al. Substantial reduction of naive and regulatory T cells following traumatic stress. *Brain Behav Immun* 2009；23：1117-1124.

61) Zhou J, Nagarkatti P, Zhong Y et al. Dysregulation in microRNA expression is associated with alterations in immune functions in combat veterans with post-traumatic stress disorder. *PLoS* ONE 2014；9：e94075.

62) Gola H, Engler H, Sommershof A et al. Posttraumatic stress disorder is associated with an enhanced spontaneous production of pro-inflammatory cytokines by peripheral blood mononuclear cells. *BMC Psychiatry* 2013；13：40.

63) Fox JH, Hassell JE, Jr., Siebler PH et al. Preimmunization with a heat-killed preparation of *Mycobacterium vaccae* enhances fear extinction in the fear-potentiated startle paradigm. *Brain Behav Immun* 2017；66：70-84.


## 質疑応答

座長（大草）：　ありがとうございました．ストレスが炎症を起こして，それに対してTregが関与している．Tregを活性化するので，*Mycobacterium vaccae*などを使えばいいのではないかというお話だったと思いますが，ご質問，ご意見はよろしいでしょうか．それでは，どうぞ．

フロアーから：　非常に挑発的なお話，ありがとうございました．私がお伺いしたいのは*H. pylori*に関してですが，*H. pylori*は保護作用があると．しかし，病理的な問題もありますよね．疾患を引き起こす，胃がんを引き起こす，潰瘍を引き起こすという問題があるわけですが，これを*H. pylori*に関して考えたときに理解したいのは，潜在的に胃がんに至る可能性のあるもの，しかし，保護作用が同時にある．ここがちょっと理解しかねるのですが，どうでしょうか．

Lowry：　いい質問をしていただけたと思います．ほとんどの場合，個々の菌，あるいは菌株というのは表裏一体です．良い点と悪い点があります．善玉，悪玉と一概に言えないわけです．

　*H. pylori*に関しては，ネガティブアウトカムのリスクは，ほかの免疫レギュレーションのインプットがない所で大きくなります．免疫レギュレーターのレベルが下がると，*H. pylori*の免疫レギュレーターとしての影響というものが，バランスとして大きくなります．免疫機能がどれくらい進んでいるかということによって，*H. pylori*の寄与因子が違ってくるわけです．

座長：　次に移りたいと思います．では，お願いします．

中村（金沢大学）：　中村といいます．Tregが不要と関連する関係というのは分かりましたが，自閉症とか，あるいは統合失調症には，やはりTregが関係しているとお考えでしょうか．

Lowry：　もう1つ，とてもいいご質問をお受けしました．私たちはこの*M. vaccae*を，自閉症のモデルでも検討を始めています．自閉症のお子さんというのは，Th17のシグナリングが発症のときに増えているということです．そして，これがマウスモデルでは原因になっているとペーパーで言っています．

　早期のスタディで，自閉症用のフェノタイプのマウスにおきまして，こういったアプローチを使っているわけですが，妊娠中のお母さんに免疫化をする．そして，出生初期にマウスの子供を免疫化するということが関与しています．潜在的には有用な戦略だと思います．少なくともストレス関連の精神障害ということだけではなくて，自閉症，統合失調症といったような，神経発達上の問題といったことにも関係していると思います．

座長：　それでは時間なので，Lowry先生に盛大な拍手をお願いします．どうもありがとうございました．

# 講演２．腸管外現象に影響を及ぼす特定の乳酸菌

金井　隆典

慶應義塾大学医学部消化器内科

## 要　　約

　腸内細菌は腸管に棲息するが，腸管だけでなく腸管から離れた全身にも影響することが明らかとなってきている．乳酸菌（lactic acid bacteria）は馴染み深い，代表的なプロバイオティクス菌として有名だが，乳酸菌に分類される菌は極めて多様で，すべての乳酸菌がプロバイオティクスではないことを，皮膚疾患マウスモデルと肝臓免疫寛容マウスモデルという腸管外のモデルを用いて明らかとした．

## 1．はじめに

　産業革命以降，近代化した衛生環境や医療の進歩によって，これまで人類を苦しめてきた致死性の感染症の大部分が克服出来るようになった．しかし，近代化した先進国を中心に，炎症性腸疾患といった腸の免疫難病ばかりではなく，腸管外の疾患である，喘息，花粉症，アトピー性疾患，肥満，糖尿病，動脈硬化，自閉症なども増えてきている．日本では東京オリンピック開催のころから増えている．なぜ，人類誕生から20万年のうち直近100年という短期間に先進国を中心に増えてきたのか？　その原因として，ヒトの共生微生物 ‘腸内細菌’ が注目されている．ヒト腸内には数百種の腸内細菌が100兆個以上生息している[1]．腸内細菌が保有する遺伝子（マイクロバイオーム）はヒトの第２のゲノムと呼ばれるほど膨大であることから，ヒトの健康や疾患に深く関与している[2]．抗生物質の過剰使用，帝王切開，過衛生，食事の欧米化（高脂肪低繊維食），発酵食品の衰退化，ストレス，運動不足，家畜や土壌からの隔絶など，さまざまな近代化生活様式によって ヒトの共生微生物である “腸内細菌” は単純化し，細菌の構成パターンが乱れること（ディスバイオーシス）が原因ではないかと考えられている．しかし，腸に棲息する腸内細菌がなぜ，腸管以外の臓器の疾患にも影響するのかについてはいまだに不明であり，近年やっと研究が始まったばかりである．

　我々のグループは炎症性腸疾患を研究するグループであるが，ラクトバシラス属の腸内細菌がさまざまな臓器（皮膚，肝臓）に影響を及ぼす事例を見出した．乳酸菌（lactic acid bacteria）は代表的なプロバイオティクス菌だが，極めて多様で（Fig. 1），すべての乳酸菌がプロバイオティクス菌ではない．第一の話題は，*Lactobacillus murinus*がビオチンを独占的に消費し脱毛を誘導する．第二の話題*Lactobacillus johnsonii*が肝臓においてIL-10/TGF-b産生樹状細胞を増加させ，肝臓免疫寛容を誘導する．偶然，ラクトバシラス属の腸内細菌の話であるが，本セミナーでは詳細に紹介したい．

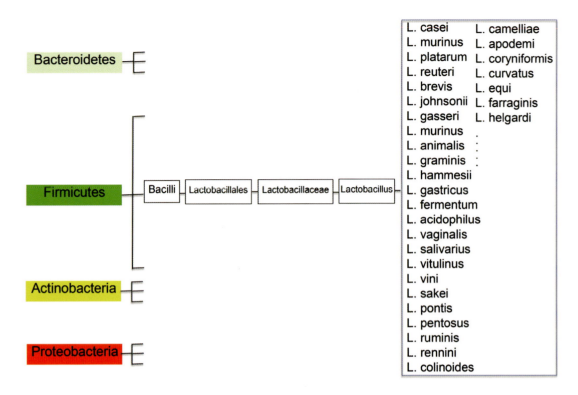

**Fig. 1** *Lactobacillus*のは多様な菌種が存在する

## 2. 腸内細菌と皮膚疾患

　次世代シーケンサーや質量分析計などを用いた生体分子の網羅的な解析手法が急速に発展している．これらの技術革新（イノベーション）により，腸内に生息している多種多様な腸内細菌や腸内細菌が産生する代謝物が宿主の恒常性維持に影響する宿主-腸内細菌相互作用に関する知見が報告されており，ヒト疾患における腸内細菌の役割が明らかになりつつある．また，マイクロバイオームは，ヒトゲノムには存在しない遺伝子を持ち，たとえば，ヒトの恒常性維持に必須な微量栄養素（ビタミンK，ビタミンB12，ビオチン，ナイアシンおよび葉酸，など）を産生することも知られている．現代社会で行なわれている生活様式の変化がもたらす腸内細菌叢の構成異常（dysbiosis）は細菌由来栄養素や代謝物を低下させ，宿主に対してさまざまな腸管外の病態を引き起こすこともわかってきた[3]．

　皮膚疾患でも，皮膚に存在する細菌だけでなく，腸内細菌とも深く関連する．例えば，小児アトピーにおいて，腸内の*Bifidobacterium, Akkermansia, Faecalibacterium*の低下が病態発症・進展を増悪させる[4]．腸内における*Faecalibacterium*の低下と*Escherichia coli*の増加は，ヒト乾癬の病態増悪に関与することが示唆されている．腸内細菌が産生するビタミンの中でも依存性の高いビオチン（vitamin B7）はヒトの健康維持，特に皮膚の健康維持にとって必要不可欠である．抗生物質の頻回の，多量の摂取はdysbiosisの主な要因の1つとされている．我々は，最近，抗生物質摂取によるdysbiosisが脱毛症を惹起することを見出した[5]．バンコマイシン投与とビオチン欠乏食で飼育したマウスでは，通常では少数派の*L. murinus*が著明に増加し（Fig. 2），体内のビオチンを枯渇させた[5]．マウスに，ビオチン欠乏食とバンコマイシンを投与すると，背部に著明な脱毛病態を呈した（Fig. 2）．また，脱毛のマウスの血中ビオチン濃度は有為に減少していることがわ

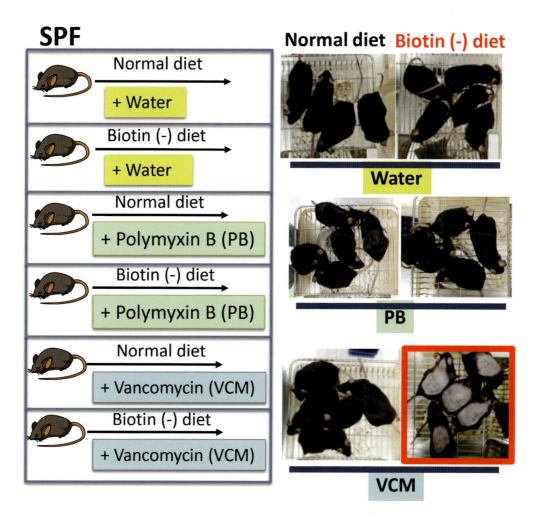

Fig. 2　ビオチン欠乏食とバンコマイシン投与で脱毛がマウスに発症する

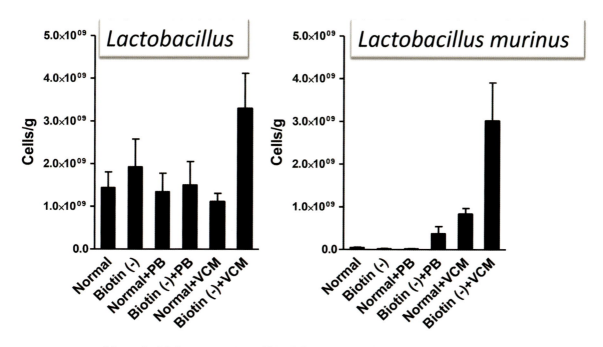

Fig. 3　ビオチン欠乏食とバンコマイシン投与脱毛マウスでは腸管に*Lactobacillus murinus*が増加する

30 　　　　　　　　　講演２．「腸管外現象に影響を及ぼす特定の乳酸菌」

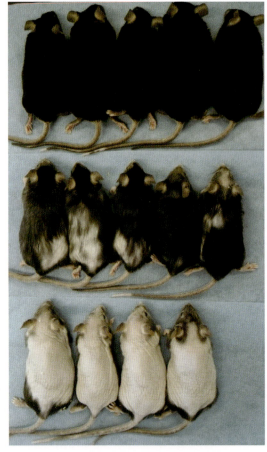

通常食
無菌状態

ビオチン欠乏食
無菌状態

ビオチン欠乏食
L. murinusノトバイオート

Fig. 4　L. murinusノトバイオートビオチン欠乏食マウスは脱毛を発症する

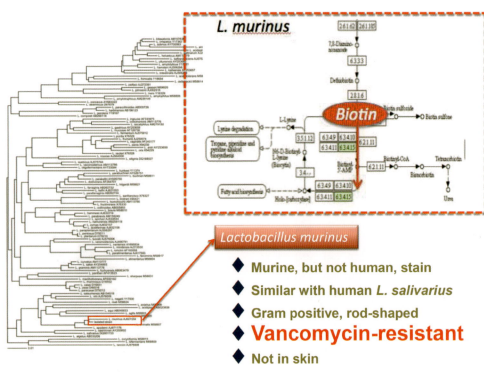

Fig. 5　L. murinusはビオチン生合成酵素をもたない

かった（Fig. 3）．増加した*L. murinus*を用いたノトバイオートマウスにおいても，ビオチン欠乏食を継続させると顕著な脱毛病態を再現した（Fig. 4）．*L. murinus*のゲノム解析から，*L. murinus*がビオチン合成遺伝子を欠損していることが判明した（Fig. 5）．さらに，培養法を用いた解析により，本菌株はビオチンを消費して増殖することが明らかになった．以上のことから，ビオチン欠乏食摂取とバンコマイシン投与は，*L. murinus*異常増殖を特徴としたdysbiosisを引き起こし，さらなるビオチン欠乏を引き起こすことによって脱毛病態発症・進展を増悪させることが明らかになった．腸内細菌関連因子が皮膚疾患の管理・治療のための標的になりうることが考えられた．

## 3．腸内細菌と肝臓免疫寛容

　肝臓は昔から寛容臓器として知られている．実際，肝臓移植は他の移植に比較しても成績がよい理由は，拒絶反応が少ないからといわれてきた．古くから急性肝不全モデルとしては，Concanavalin A（Con A）肝炎モデルが有名である．不思議なことに，Con A投与後，肝炎が継続している投与1日後に再度Con Aを投与すると肝炎は増悪するのに対して，肝炎が消退した投与1週間後に再度Con Aを投与すると肝炎の発症が逆に抑制された．本現象はCon Aトレランス（寛容）という現象として知られている（Fig. 6）．我々はこの現象に注目し，最初のCon A投与後7日目に肝臓内にCD11c陽性の樹状細胞が著明に増加していることを明らかとした（Fig. 7）．増加したCD11c陽性樹状細胞はIL-10，TGF-bを産生し（Fig. 8），naïve CD4陽性T細胞を制御性T細胞に誘導する作用を有することから，2度目のCon A投与の直前の免疫寛容に貢献していることが推論された．対照的に，最初のCon A投与後1日目には肝臓内にCD11b陽性のマクロファージが増加し，このマクロファージはTNF-aを産生する刺激性マクロファージであった（Fig. 7）．最初のCon A投

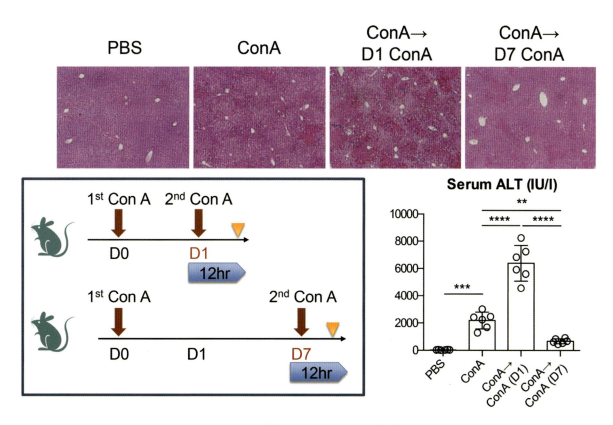

**Fig. 6　肝臓Con Aトレランス（寛容）**

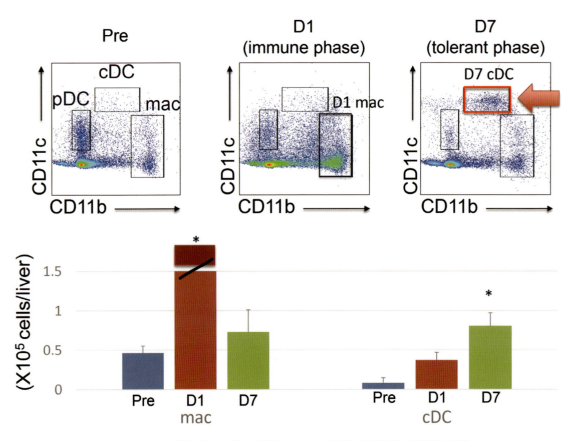

Fig. 7 Con A投与後7日目に肝臓内にCD11c陽性の樹状細胞が著明に増加

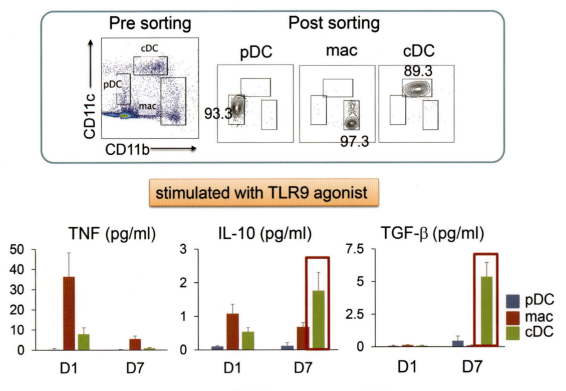

Fig. 8 CD11c⁺樹状細胞はIL-10, TGF-bを産生し

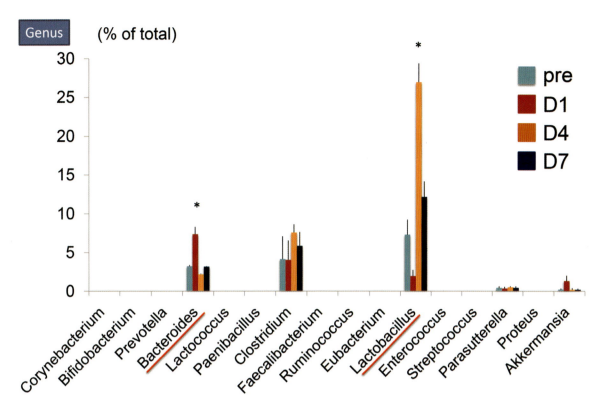

**Fig. 9　Con A投与4日目には*Lactoballilus*が著明に増加**

与後7日目に抑制性樹状細胞が出現する機序を探索する目的で，Con A投与前後の糞便腸内細菌を検討した結果，Con A投与4日目には*Lactoballilus*が著明に増加することがわかった（Fig. 9）．*Lactoballilus*の中で，特に，*L. johnsonii*が著明に増加しており，*L. johnsonii*の単離に成功した．さらに，*L. johnsonii*をConA投与直後に摂取することによって，Con A肝炎を抑制すること，さらには，腸管バリア機能に重要なIL-22産生ILC3細胞を誘導するがわかった[4]．

## 4．まとめ

*L. murinus*は抗生剤によって腸管に増殖し，ビオチンというビタミンの消費を行なうことでビオチン欠乏状態を生体にもたらし，脱毛を引き起こす．*L. johnsonii*は肝臓炎症をすみやかに消退させる目的で，腸管で増殖し，肝臓免疫寛容という機構を用いて生体恒常性に寄与することがわかった．モデルの違いはあるが，乳酸菌と言っても，すべてがプロバイオティクスであるのではなく，今後さらなる乳酸菌という全体を俯瞰したさらなる研究の推進が求められる．

文　献

1）Qin J, Li R, Raes J, et al：Nature 464：59-65
2）Kamada N, Seo SU, Chen GY, et al：Nat. Rev. Immunol. 13：321-335
3）Kau AL, Ahern PP, Griffin NW, et al：Nature 474：327-336
4）Nakamoto N, et al：Cell Rep 21：1215-1226, 2017.
5）Hayashi A, Mikami Y, Miyamoto K, et al：Cell Reports 20：1513-1524

質疑応答

座長（大草）：　金井先生，非常に興味深く，分かりやすいご講演，ありがとうございました．アロペチアの話では *Lactobacillus murinus* が悪いと．ただ，肝臓においては，*Lactobacillus johnsonii* が，かえって肝障害を防いているというような制御性，IL-10などを出してということだったと思います．*Lactobacillus* のお話でしたが，この講演について，ご質問，ご意見がありましたら，どうぞ．

小林（イルミナ株式会社）：　イルミナ株式会社の小林といいます．よろしくお願いします．2番目のテーマで肝炎のモデルについて，非常に面白いなと感心いたしました．ConAで叩いた後にday1で1回下がって，跳ね上がるというところは，結局菌としては肝臓から他の所にホーミングして，また戻ってきたという認識になるのか，それとも，代謝されて流されてしまって，中で菌が増殖したというイメージなのか．

金井：　どこかからやってきたということではないと思います．day1からday4にかけて，恐らく肝臓からシグナルがいって，腸の中の *Lactobacillus johnsonii* という菌が特定に増えたのではないかと思っています．ConAが肝臓に何か大きな炎症を引き起こしたときの，何かの物質が腸にシグナルを送っているのかなとは思います．ただ，その何かはまだ分かっていないところです．

　もう1つ，必ず批判されるのは，このConAを打ったときに，腸の免疫細胞を刺激しているのではないかということを言われているのですが，このConAは，なぜか不思議なのですが，肝臓に大きな炎症を引き起こすのですが，腸にはほとんど炎症を引き起こさないので，恐らく肝臓のシグナルではないかと思います．

小林：　例えば，ConA以外のもので，肝炎を誘導したときにも，同じような現象が起きるのでしょうか．

金井：　確か四塩化炭素の急性肝障害モデルでも，同様の結果を得ております．

小林：　ありがとうございました．

座長：　ほかにありますか．四塩化炭素でも同じようなということで，ちょっとお聞きします．*L. murinus* というのは一応動物の *Lactobacillus* ですか．

金井：　前半のお話の *L. murinus* の脱毛のほうに関わっていた菌は，マウスにスペシフィックな腸内細菌で，ヒトの常在菌ではないです．

座長：　そうすると，先生がおっしゃるようにヒトに何とか持っていきたいと考えると，やはりそれと同じようなものがアロペチアでもあるのではないかということですか．

金井：　はい．先ほどのKEGGのデータがあったように，ビオチンを作る酵素をしっかり持っている腸内細菌叢を探索するというのが，早道なのではないかなと思っています．恐らく，乳酸菌の中で探すよりは，もっと別な菌種で，逆に脱毛を促進するような菌もあるのではないかなということは，予想しております．

座長：　ビオチンというのはビタミンですが，それは現代の人間における欠乏症というのはあるのですか．

金井：　あります．ですから，先ほどのカルボキシラーゼ欠損症みたいなものを起こすと，脱毛ではないですが，様々な代謝異常が起きるということは知られております．

座長：　ここにもいらっしゃいますが，脱毛が多い方のビオチン濃度などはどうなのでしょうか．

金井：　そうですね，私も飲んでいますが，マルチビタミンには50μgのビオチンが入っていますが，足りないのではないかというところがあります．また，亜鉛やいろいろなものが複合的に関わっていますので，話を少し面白くするためにこうやってお話しましたが，もっといろいろと複合的にそういったものはあるのではないかと思っています．それは，正直な私の答えです．

座長：　どうもありがとうございました．ほかにありますか．なければ，金井先生，ご講演をありがとうございました．盛大な拍手をお願いいたします．

# 講演3．口腔微生物叢と歯のケアが腸内微生物叢に及ぼす影響

花田信弘，野村義明，村田貴俊，岡本公彰

鶴見大学歯学部探索歯学講座

## 要　約

100兆個といわれる腸内細菌に比べて，口腔細菌は菌数比で最大1000分の1程度しか存在しない[1,2]．それにもかかわらず近年の研究でいくつかの口腔細菌が腸管に影響を及ぼしていることが報告されている．数は少なくても環境に大きく影響を与える病原体をKeystone病原体という[3]．口腔内では歯周病菌 *Porphylomonas gingivalis* がKeystone病原体として歯科疾患の発症に関わっていることが提唱された．また口腔のKeystone病原体は腸管の健康にも影響を与えていることがさまざまな研究機関から報告されるようになってきた．歯科疾患の病原体が量的には少ないにも関わらず広範囲に病原性を示す理由の一つに膜小胞の存在が考えられる．*P. gingivalis* は病原性のある酵素を含む膜小胞を菌体外に分泌する．LPS（lipopolysaccharide）で覆われた *P. gingivalis* の膜小胞にはタンパク質分解酵素であるジンジパイン（gingipains）とアルギニン残基をシトルリン残基に変換する反応を触媒するタンパク質修飾酵素（peptidylarginine deiminase）を含んでいる．膜小胞のなかの酵素が口腔から腸内に運ばれる過程で，バイオフィルム形成や腸管のバリア機構の破壊，あるいは細菌叢のバランスの変化につながる酵素反応を行なっていると考えられる．*P. gingivalis* の他にむし歯菌 *Streptococcus mutans* も膜小胞を菌体外に分泌する．*S. mutans* が分泌する膜小胞にはスクロースを基質にしてグルカンを重合する反応を触媒するグルカン合成酵素（glucosyltransferase（GTF））を含んでいる．そのため *Fusobacterium* や乳酸桿菌など単独ではバイオフィルムを形成できない細菌をバイオフィルム細菌に変えることができる．この能力が齲蝕を発症させる原因だが，齲蝕だけでなく腸疾患にも関与する原因になっていると思われる．また，口腔に由来する *Klebsiella pneumoniae, Fusobacterium nucleatum* が腸管の健康に影響を与えていることが報告されている．

## 1．はじめに

口腔細菌の多くは胃を通過するときに胃酸によって殺菌される．さらに進むと十二指腸から回腸にかけて胆汁酸に晒されるので口腔細菌が生きて腸内に定着することは難しい．また，小腸には特殊化された上皮細胞が存在している．その上皮細胞によって分泌される抗菌タンパク質が小腸の上皮細胞への口腔細菌の接近を妨げる．結腸には，ムチンによって形成された網状ポリマーがあり，口腔細菌が上皮細胞に接触することを阻止する[1]．さらにこの網状ポリマーには抗菌タンパク質が保持されていて，捕捉された細菌を殺すことができる．腸管にはこの様な仕組みがあるために簡単には唾液に伴って流入する口腔細菌が生残して病原性

を発揮する環境ではない.

ところが,歯周病菌P. gingivalisの反復経口投与が全身性炎症およびインスリン抵抗性を誘導することが動物実験で示されている[2].P. gingivalisの経口投与により腸の透過性に関与する遺伝子発現が下方制御される.このような現象はなぜ起こるのだろうか.

## 2.口腔細菌と腸内細菌の違い

口腔細菌と腸内細菌の違いの一つは強力な殺菌活性を持つ胆汁酸に対する耐性の違いである.肝臓で産生される胆汁酸は十二指腸で腸管に分泌され回腸で回収される.したがって腸内細菌は程度の差はあっても胆汁酸に対する一定の耐性を持っていることが定着の条件になる.口腔細菌の場合は胆汁酸に対する耐性は不要であるが,唾液の抗菌因子に対する耐性をもつことが定着には必要になる.しかし,乳児以外は口腔に歯が萌出しているので歯面にバイオフィルムを形成して唾液の抗菌因子に抵抗することができる.

口腔細菌と腸内細菌の第二の違いはその量である.100兆個[4]といわれる腸内細菌に比べると,口腔細菌の数は格段に少ない.菌数比でみると口腔細菌の数は最大でも腸内細菌の1000分の1程度しか存在しない.それでも1日に1000〜1500mL分泌される唾液1mLには1億cfu前後の口腔細菌が含まれているので単純計算をすると1000億cfu〜1500億cfuの口腔細菌が毎日腸管に流入していることになる.しかし,胃酸や胆汁酸に対する耐性がない口腔細菌が生きたまま腸管に到達するのはごくわずかだと思われる.生菌が少なくても歯周病菌P. gingivalisは菌体外に無数の膜小胞(Outer membrane vesicle（OMV））を分泌している[3].また,P. gingivalis以外の歯周病菌にも膜小胞を放出する菌種がある.

無害な細菌が放出する膜小胞はヒトの免疫増強に働くが,有害な細菌の膜小胞は腸管の健康を損なうことが報告されている.たとえば無害なBacteroides fragilisの膜小胞は,免疫細胞に対する抗炎症効果を促進する.しかし,ビルレンス因子を含む有害なB. fragilisは,大腸癌を含む腸疾患を惹きおこす[5].LPSで覆われたP. gingivalisの膜小胞にはタンパク質分解酵素であるジンジパイン（gingipains）とアルギニン残基をシトルリン残基に変換する反応を触媒するタンパク質修飾酵素（peptidylarginine deiminase）を含んでいる.膜小胞は生物ではないので,胃酸や胆汁酸あるいは腸管のムチンによって形成された網状ポリマーの抗菌タンパク質による防御機構をすり抜けていると考えられる.細菌から無数に分泌されるこの膜小胞（グラム陰性菌では外膜小胞）の存在が口腔細菌の病原性を格段に増強させている[3].

むし歯菌S. mutansも病原性に関与する膜小胞を菌体外に分泌する[6].

S. mutansが分泌する膜小胞にはスクロースを基質にしてグルカンを重合する反応を触媒するGTFを含んでいる.

## 3.口腔細菌による各臓器への影響

膜小胞は,口腔細菌だけではなく腸内細菌にも存在している.しかし,腸内細菌の場合はその解剖学的違いにより,膜小胞が門脈系に進み肝臓で分解される.これに対して口腔細菌の膜小胞は通常は嚥下により腸管へ,齲蝕,歯周病の患者の場合は病巣から末梢血管へ進み心臓,腎臓,肺あるいは脳へ拡散していく.歯周病菌の膜小胞に含まれるLPSが血液脳関門を通過してヒトの脳内に沈着している確かな証拠が示されている[7].

口腔には約300菌種のさまざまな細菌が生息している[8].その多くがバイオフィルムを形成している.口腔細菌によるバイオフィルムは歯科疾患（う蝕と歯周病）だけでなく,糖尿病・代謝疾患をはじめ様々な疾

患の発症や重症化に関与している．口腔細菌が全身的な健康に悪影響を及ぼす経路として循環器，消化器，呼吸器の3経路がある．したがって，口腔の細菌群を循環器系の炎症に関与する細菌群（*P. gingivalis*など）消化器（胃）の炎症に関与する細菌（*Helicobacter pylori*），腸の炎症に関与する細菌群（*P. gingivalis, K. pneumoniae, S. mutans, F. nucleatum*），呼吸器の炎症（*Streptococcus anginosus*など）に関与する細菌群に大別することができる．ここでは，消化器（腸）の炎症に関与する口腔細菌について述べる．

## 4．消化器（腸）の炎症に関与する細菌

これまで口腔細菌叢と腸内細菌叢の関連は注目されてこなかったが，近年になって口腔細菌叢が唾液とともに腸管に入り，腸内細菌叢や腸管の健康に影響を与えることにより全身の健康に大きな影響を与えていることが次第に明らかにされてきた（Fig. 1）[9, 10]．

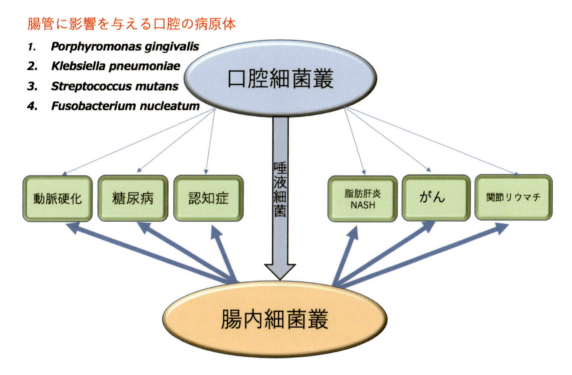

**Fig. 1** 腸管に影響を与える口腔細菌．腸内細菌叢や腸管の健康に影響を与える口腔細菌が唾液とともに腸管に繰り返し侵入する．

腸の炎症に関与する口腔細菌としてこれまでに 1）*P. gingivalis*，2）*K. pneumoniae*，3）*S. mutans*，4）*F. nucleatum*の研究結果が報告されている．

1）*P. gingivalis*

歯周病菌である*P. gingivalis*は腸管細菌のBacteroidetes門を増加させ，Firmicutes門を減少させ，腸管の細菌叢のバランスを変える[9]．また，*P. gingivalis*の口腔内感染による腸管のタイトジャンクション（細胞間接着構造）の消失も報告されている[10]．このような現象が腸管で起きる原因の一つは，*P. gingivalis*は，プロテアーゼやアルギニンをシトルリンに変換する酵素（peptidylarginine deiminase（PAD））を含む無数の膜小胞（OMV）を分泌することやこの膜小胞が上皮細胞に侵入する能力を持つためだと考えられる[11]．

2）K. pneumoniae

　口腔に常在する肺炎桿菌（K. pneumoniae）は，グラム陰性の桿菌で，口腔における常在菌である．口腔のK. pneumoniaeは，抗菌薬による腸内微生物叢の乱れに乗じて，腸管内に定着し，TH1細胞の過剰な活性化による炎症性腸疾患（クローン病や潰瘍性大腸炎）の発症を引き起こす[12]．

3）S. mutans

　むし歯菌S. mutansとクローン病など炎症性腸疾患（IBD）の関係が多数報告されている[13-15]．S. mutansは菌体外にGTFを分泌するためFusobacteriumや乳酸桿菌など単独ではバイオフィルムを形成できない細菌をバイオフィルム細菌に変えることができる（Fig. 2）．様々な細菌群をバイオフィルム化させるS. mutansの能力が炎症性腸疾患に関わっている可能性がある．

　またS. mutansの中には，コラーゲン結合能力のある菌株が存在する．S. mutansが持つコラーゲン結合タンパクはI型，III型，IV型コラーゲンに結合する[16]．III型コラーゲンは創傷治癒段階の初期過程で増殖し，やがてI型コラーゲンに置き換わって治癒が進むので，III型コラーゲンにS. mutansが結合すると創傷治癒の遅延が起きると考えられる．S. mutansが持つコラーゲン結合能力も炎症性腸疾患に関わっている可能性がある．

4）F. nucleatum

　F. nucleatumは口腔の常在細菌であるが，大腸炎や大腸がんとの関連が深い．また，F. nucleatumのFap2タ

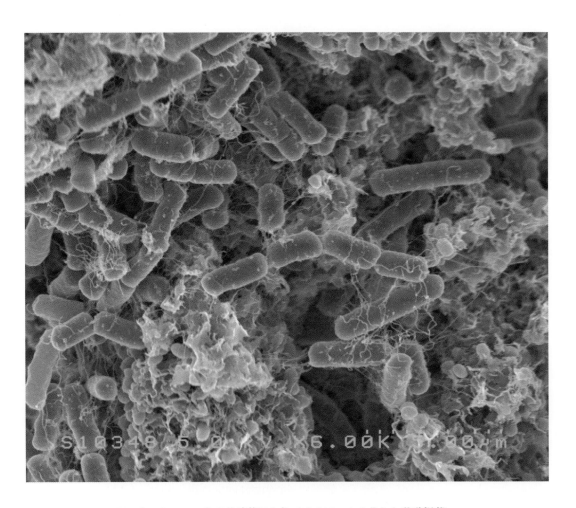

**Fig. 2**　S. mutansとの共培養によりバイオフィルム化した乳酸桿菌．

ンパク質は，Ｔ細胞免疫受容体との結合によってＮＫ細胞媒介性腫瘍死滅を阻害する[17]．このような機構により口腔の*F. nucleatum*は消化器系のがんに関連すると考えられている．大腸癌患者の大腸癌組織と唾液から*F. nucleatum*を分離解析した研究により，4割以上の大腸癌患者で，大腸癌組織と唾液に共通した*F. nucleatum*菌株が存在していることが報告された[18]．この研究は，大腸癌に関与する*F. nucleatum*が口腔内に由来することを示している．

## 5．口腔病原体の除菌療法の可能性

このように，口腔細菌叢に潜む病原体と腸管の健康には関連がある事が示されているので，人々の健康を維持するためには口腔の病原体への介入手法の開発が必要である．ところが，口腔には歯が存在し，歯の表面にはバイオフィルムが形成されている．歯面のバイオフィルムは，強い薬剤耐性と嫌気性の環境を持ち，口腔に多種多様な常在微生物を生息させている．したがって常在微生物が存在しない胃における*H. pylori*の除菌療法とはかなり異なる手法を開発する必要がある．

バイオフィルムは，液相と固相，気相と固相など二相間の界面に形成される微生物の集簇的増殖様式である．バイオフィルムは，界面で多糖体を形成するという特徴がある．この多糖体の膜が薬剤の浸透を阻止するためバイオフィルム細菌は浮遊細菌に比べて高い薬剤抵抗性を持つ[19]．浮遊細菌とバイオフィルム細菌の薬剤抵抗性を調べた研究ではバイオフィルム細菌は150から3,000倍以上の抵抗性を示している[20]．病原微生物を標的とした化学療法は感染症に対する特効薬として大きな成果を収めた．しかし，プロバイオティクス

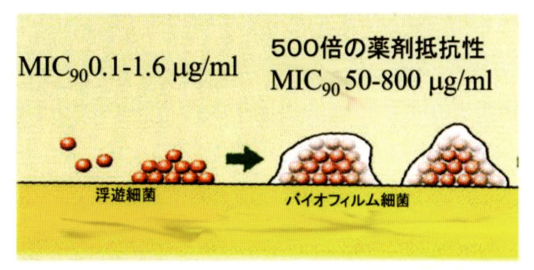

Fig. 3　バイオフィルム細菌の最小発育阻止濃度（MIC）．この図は歯周病の治療で使われる抗菌薬（ジスロマック）がバイオフィルム細菌に対して無効である理由を示す．口腔細菌の場合，浮遊細菌では最小発育阻止濃度（MIC₉₀）は0.1〜1.6μg/mLである．ジスロマックの内服では最大でも血中濃度15μg/mLなので投薬だけではバイオフィルム細菌の制御が困難である．

や抗菌薬の効果があまり期待できないのが，バイオフィルム感染症である（Fig. 3）．バイオフィルム感染症の典型的な疾患が歯科疾患（う蝕と歯周病）である．

　そこで筆者らは，個人トレーと殺菌消毒薬を用いて歯面のバイオフィルムを除去する口腔ケアの手法を開発した（Dental Drug Delivery System：3DS）．歯面のバイオフィルムを3DSで繰り返し除去すると，もともと平均300菌種いた細菌種が平均150菌種に減少した（武内ら未発表）．減少した細菌種を調べると，大幅に減少したのは*F. nucreatum*であった．一方で口腔常在菌のなかでも乳児の口腔に存在し，ヒトだけでなくチンパンジーでも固有の口腔細菌叢に含まれる*Streptococcus salivarius*はヒトに対する3DSによりその数を著しく増大させた．現在，我々は3DSの臨床試験で*P. gingivalis*, *Treponema denticola*, *Tannerella forsythia*の口腔からの除菌を試みている．腸管とは異なりプロバイオティックス単独では，歯の表面のバイオフィルムを除去できない．口腔微生物叢の改善のためには，歯科医療との連携が必要である．歯科医院で行う3DSによる口腔ケアと口腔のプロバイオティックスの組み合わせが，口腔と腸管の健康を維持するために必要な手法だと思われる．

## 6．おわりに

　数は少なくても環境に大きく影響を与える生物種をKeystone動物種という．海におけるヒトであるいはシャチ，陸におけるクマ，空におけるワシがKeystone 動物種に相当する．口腔にはKeystone病原体と考えられる細菌種が存在する[21]．口腔細菌叢の数は少ないが，圧倒的多数の腸内細菌に大きな影響を与えて腸管の疾患を引き起こすことが明らかになってきた．この現象は口腔のKeystone病原体が引き起こしているようである．口腔に存在するKeystone病原体の研究をすることにより，腸内細菌の学問はさらに大きく進展すると考えられる．

## 文　　献

1 ）Johansson ME, Hansson GC.：Microbiology. Keeping bacteria at a distance. Science. 2011. 334：182-3

2 ）Nakajima M, Arimatsu K, Kato T, et al.：Oral administration of *P. gingivalis* induces dysbiosis of gut microbiota and impaired barrier function leading to dissemination of enterobacteria to the liver. PLoS One 2015. 10：e0134234.

3 ）Ho MH, Chen CH, Goodwin JS, et al. Functional advantages of *Porphyromonas gingivalis* vesicles. PLoS One. 2015. 10：e0123448.

4 ）Guinane CM, Cotter PD.：Role of the gut microbiota in health and chronic gastrointestinal disease：understanding a hidden metabolic organ. Therap Adv Gastroenterol 2013. 6：295-308.

5 ）Zakharzhevskaya NB, Vanyushkina AA, Altukhov IA, et al. Outer membrane vesicles secreted by pathogenic and nonpathogenic *Bacteroides fragilis* represent different metabolic activities. *Sci Rep*. 2017. 7：5008.

6 ）Rainey K, Michalek SM, Wen ZT, et al. Glycosyltransferase-mediated biofilm matrix dynamics and virulence of *Streptococcus mutans*. *Appl Environ Microbiol*. 2019. 85：e02247-18.

7 ）Poole S, Singhrao SK, Kesavalu L, et al. Determining the presence of periodontopathic virulence factors in short-term postmortem Alzheimer's disease brain tissue. *J Alzheimers Dis*. 2013；36：665-77.

8 ）Qian Jiang, Jia Liu, Liang Chen, et al. The oral microbiome in the elderly with dental caries and health. Front Cell Infect Microbiol. 2018；8：442.

9 ）Nakajima M, Arimatsu K, Kato T, et al. Oral administration of *P. gingivalis* induces dysbiosis of gut microbiota and impaired barrier function leading to dissemination of enterobacteria to the liver. *PLoS One*.

2015；10：e0134234.

10）Arimatsu K, Yamada H, Miyazawa H, et al. Oral pathobiont induces systemic inflammation and metabolic changes associated with alteration of gut microbiota. *Sci Rep*. 2014；4：4828.

11）Olsen I, Amano A. Outer membrane vesicles-offensive weapons or good Samaritans? J Oral Microbiol. 2015；7：27468.

12）Atarashi K, Suda W, Luo C, et al. Ectopic colonization of oral bacteria in the intestine drives T$_H$1 cell induction and inflammation. Science. 2017；358：359.

13）Brito F, Zaltman C, Carvalho AT, et al. Subgingival microflora in inflammatory bowel disease patients with untreated periodontitis. *Eur J Gastroenterol Hepatol*. 2013；25：239.

14）Szymanska S, Lördal M, Rathnayake N, et al. Dental caries, prevalence and risk factors in patients with Crohn's disease. *PLoS One*. 2014；9：e91059.

15）Kojima A, Nakano K, Wada K, et al. Infection of specific strains of *Streptococcus mutans*, oral bacteria, confers a risk of ulcerative colitis. *Sci Rep*. 2012；2：332.

16）野村良太．*Streptococcus mutans*における新規コラーゲン 結合タンパクの同定と感染性心内膜炎に対する病原メカニズムの解析，小児歯科学雑誌 2014；52：1-11.

17）Gur C, Ibrahim Y, Isaacson B, et al. Binding of the Fap2 protein of *Fusobacterium nucleatum* to human inhibitory receptor TIGIT protects tumors from immune cell attack. Immunity. 2015；42：344-355.

18）Komiya Y, Shimomura Y, Higurashi T, et al. Patients with colorectal cancer have identical strains of *Fusobacterium nucleatum* in their colorectal cancer and oral cavity. Gut. 2018 pii：gutjnl-2018-316661.

19）Johansson ME, Hansson GC. Microbiology. Keeping bacteria at a distance. Science. 2011；334：182-3.

20）LeChevallier MW, Cawthon CD, Lee RG. Inactivation of biofilm bacteria. *Appl Environ Microbiol*. 1988；54：2492.

21）Hajishengallis G, Darveau RP, Curtis MA. The keystone-pathogen hypothesis. *Nat Rev Microbiol*. 2012；10：717-25.


質疑応答

座長（松本）： 花田先生，ありがとうございました．Keystone pathogenは，非常に面白い概念で，*P. gingivalis*であるとか*S. mutans*菌が，それぞれの菌は増殖しないのだけれども，その微生物が作る様々な因子が腸管のディスバイオーシスであるとか，病気に関わってくるということを丁寧に説明していただけたと思います．また，そういった口腔内の健康を保つために，先生のお考えとしては3DSのシステムを使って口腔内をよりダイバーシティが広い，元の我々が持っているような口腔の細菌叢にすることが健康とつながりがあるといったお考えだと思います．非常に面白い概念でございます．先生に何か会場の方から質問があればお受けいたしますが，いかがでしょう．

小林（杏林大学）： 杏林大の小林と申します．大変面白いお話でした．何がキーとなるバクテリアの条件かということなのですけれども，*Streptococcus*，それから*P. gingivalis*，それから胃の*H. pylori*や*Neiseria*には，共通点が1つあって，それはDNAメチル化酵素をたくさん持っていて，しかもそれが遺伝子配列特異性を変え続ける，化け続けるということなのです．それで，*H. pylori*の場合には，そのDNAメチル化トランスプレースがスペシシティーをどんどん変えることによってメチロームや，トランスクリフトームを作り換えて，化け続けるということを明らかにしてきました．

　この*P. gingivalis*とか*Streptococcus*の場合にも，そうやって自分を化け続けることによって主流であり続けるのではないか．keystoneという意味だと，どっしり構えているというイメージですが，これらの細菌は，環境によってきょろきょろ，どんどん自分の意見を変えて，嘘をどんどんつく，化けていくと．そういうことがコミュニティを支配する条件なのではないかという気がするのですが，いかがでしょうか．

花田： 遺伝子組換えの話で言いますと，口腔のバイオフィルムというのは腸管の細菌叢とは違って，一定の場所に1年でも2年でも棲み続けるので，この中でその薬剤耐性遺伝子の組換えが起こっているという，実験的な証拠がご

ざいます．ですから，そういう意味でいろいろな遺伝子の組換えも起こりながら，化け続けて動いているのだろうとは思います．ただ，そのメチル化のところの実験は実施していないので，また勉強させていただきたいと思います．

小林：　例えば，*P. gingivalis* で口腔にいるものと，それから腸内に出てきたものを，パックバイオの外注で読んでもらえば非常に安上がりで，メチロームの変化があればすぐ分かると思います．

花田：　ありがとうございます．今，便は採っておりますので分析したいと思います．

座長：　そのほか，どなたかございますか．

加藤（日本大学）：　日大医学部の加藤と申します．大変専門的なお話を伺わせていただいて，私は専門は消化器の医者なのでお伺いしたいのですが，*H. pylori* の場合はこれをeradicationすることで潰瘍の発生もほとんどなくなりますし，将来的な胃がんの発生も抑えられるということは分かっていて，我々消化器の医者は一生懸命それをやっているわけなのです．私も娘が実は歯科医で，従兄も歯科医なので，単純な質問になってしまうかと思うのですが，一般の方もお知りになりたいかと思うので，eradicitionをやれば，いわゆる歯周病なりう蝕を抑えられるということは，我々から見るとかなり単純に分かるような気がするのですが，それは歯学部の先生方がなぜもう少し具体的にやらないのか．先生がeradicationを実施した患者さんは，明らかにその病変のpreventionができるわけですね．その辺いかがなのでしょうか．

花田：　1つの問題点は先ほど言いましたように，個人トレー，カスタムトレーを作らなければいけない．これが単純に言うと2万円かかります．それで口腔細菌叢の分析一回で2万5,000円かかります．4万5,000円かかって，それが保険の対象ではないので，全部自費になっていきます．そうすると，積み重ねると10万円というお金を，では一般の方が払ってくれるかというと，なかなかそれは難しい．

加藤：　歯を削るよりもよほど値段的には，私からすると，それで予防できるのだったら安く済むのでないかと思うのですが，いかがですか．

花田：　もちろんそのIBDにも関わっているとか，あるいは今日はお示ししていませんけれどもアルツハイマー型認知症と *P. gingivalis* のouter membraneの話などがありますので，厚労省のほうが理解していただければ，あるいはお医者さん方が理解していただければ保険点数に入ってくるのではないかと思います．

加藤：　ありがとうございました．

座長：　その他，では最後でよろしいですか．では大草先生までということで，ではよろしくお願いします．

ソン（東京大学）：　東京大学のソンと申します．大変面白い話，ありがとうございました．高齢者の方のプロファイル，菌を見られていたのですけれども，長寿の方で，100歳超えると歯がないとか，残存歯牙が少ないとか，そういう影響があると思うのですが，そこの辺はどういうふうに．

花田：　もちろん今の4人の方は，いわゆるデンタルプラーク＋デンチャープラークで，入れ歯が入ったままやっていますので，まだもっときちんと歯が残った方と残らない方と分けて分析しないと，あまりはっきりしたことは言えないと思います．今，ちょっと100歳は厳しいので，90歳の方，40名ほどの口腔内フローラ解析をする予定です．

ソン：　ありがとうございました．

座長：　最後に大草先生，どうぞ．

大草（順天堂大学）：　順天堂大学腸内フローラ講座の大草です．ちょっとお聞きしたいのですが，要は3DSでやりますよね．やった方がいらっしゃって，あの方たちの腸内フローラ，糞便でもいいですし，腸内粘膜でもいいのですが，フローラは変わったのかどうか．

　それと，もう1つは，口腔細菌の多様性は失われるわけですよね．多様性はなくなるのだけれども，歯周病とかう蝕はそれによって減るということは確かなのか．

花田：　ダイバーシティの問題で言いますと，今日ちょっとお示ししませんでしたけれど，チンパンジーの口腔内細菌叢はダイバーシティが非常に高かったです．人間に比べると倍くらいあるのです．それから必ずしも口腔の場合はそのダイバーシティが多いほうが健康に良いとは言えないのではないかなというふうに思っています．というのは，やはり歯が生える，生えないで大きく変わるというのが1つです．それから最初の質問は何でしたか．

大草：　口腔細菌，3DSで治療しました，それで歯周病菌がなくなりました，それから，また虫歯菌もなくなりまし

た．それによって腸内フローラは変わったのか．

花田：　研究が現在進行形でございまして，今，潰瘍性大腸炎の方の糞便を頂いていて，口の中のトレーを作って，これから殺菌に入るところです．まだちょっと1年くらいかかる予定です．

大草：　では先生の3DSをやっていたものには，gut microbiotaは検査しなかったのですか．

花田：　我々，口腔のデータを持っていますが，糞便のデータは，今回初めてゲットしますので，これからになります．

大草：　今後，是非．

花田：　*Fusobacterium*が減るのはもう間違いないので，恐らく先生が期待されているようなデータが出て来るのではないかと思いますけど．

大草：　よろしくお願いします．

座長：　時間ですので，このセッションは終わらせていただきます．もう一度，花田先生に拍手をお願いいたします．ありがとうございました．

## 講演４．ヒト腸内フローラの個体レベル研究と臨床研究：
## 定量的フローラモニタリングの必要性

Jeroen Raes

KU Leuven-VIB Center for Microbiology, Belgium

### はじめに

　ヒトの体は細菌，古細菌，ウイルスと真菌を含む幅広い微生物の住処である．体の異なる部位（口，鼻，消化管，肌，腟など）には異なる菌叢が形成されており，菌叢の豊かさと複雑さはその生息場所によって変化する．なかでも腸管は，ヒトの体のなかでも群を抜いて豊かな菌叢が生息する場である．我々の腸管内に同居する菌叢は，宿主と相利的もしくは片利的な共生関係，或いは寄生関係を築いて共存している．重要な代謝，免疫および栄養機能は，腸内菌叢－宿主間の相互作用に依存することが明らかにされつつある．より具体的には，腸内菌叢は，ビタミン産生，複雑な構造を持つ多糖の分解，アミノ酸産生，宿主免疫系の発達，ムチン層の制御や競争阻害による病原性菌の排除（同菌種間でも時々起こる現象である）などに関与している．最も重要な腸内菌叢構成の個人間差は，一定地域の人々でほぼ普遍的に認められるコア細菌群の違いを基盤として生じている．３つのコア腸内細菌属である*Bacteroides, Ruminococcus*および*Prevotella*は，腸内菌叢の全体構成を基に同定された菌属ベースのクラスターである「エンテロタイプ」の決定要素である．最近我々は，細菌のバイオマス量が低いことを特徴とする４つ目のエンテロタイプ「B2」を発見した．フランダース腸内フローラプロジェクト（Flemish Gut Flora project）をはじめとする大規模コホート研究により，健常域内の腸内菌叢の変動や，本変動をもたらす年齢，性別，ボディマス指数（BMI），運動量，食事，便腸通過時間や便の硬さなどの因子に関する基礎理解が深まりつつある．

### 本　　文

　長年にわたり，菌叢と疾患を関連付ける研究が糞便菌叢研究の主流だった．糖尿病，炎症性腸疾患，大腸がんから自閉症，パーキンソン病に至る広範な疾患に伴う腸内菌叢の変化が研究されてきた．こうした研究は，昨今のメタゲノム解析を促進させている解析技術や計算科学の発展を導いてきた．しかしながら，主目的である診断レベルで利用可能な菌叢ベースのバイオマーカーの同定や，具体的な治療法の確立は未だ達成できていない．多くの疾病に対して菌叢ベースのバイオマーカーが提唱されてきたものの，信じ難いほどに再現性を確保できなかったため，研究から臨床への応用が阻まれてきた．糞便菌叢研究におけるこうした結果の一貫性の欠如は，本分野の関心を健常域内の腸内菌叢の変動範囲を明らかにすることに立ち返らせた．その結果，特定の交絡効果を検証するための研究や，探索的かつ包括的（population-wide）なコホート研究に努力が注がれるようになった．以上の研究では菌叢に影響しうる交絡因子を明確化するため，試験参加

者の広範な表現型情報が極めて精力的に収集された．便腸通過時間の長さは最も強力な交絡因子（一般疾患表現型）の一つであり，腸内菌叢構成に対して多大なる生態学的影響を及ぼす．疾患に伴う腸内菌叢の変化に関していかなる示唆が得られようとも，この生態的な背景と照らし合わせるべきであり，観測された菌叢変化が単に腸通過時間の（偶発的もしくは症候的な）変化に依らないことを確認する必要がある．こうした交絡因子を同定ならびに考慮して臨床コホートを再評価することで，将来的に研究間の再現性が向上すると期待される．

　二つ目の問題は，全てではないにせよ，これまでの殆どのメタゲノム解析が相対的な菌叢構成プロファイルに基づいて結論を導いている点である．実際，現在の最も標準的なシーケンス手法では，糞便グラムあたりの量という形で各分類群を評価できず，あくまでシーケンスライブラリーに含まれる特定の菌属の，ほんの僅かな細菌に関する割合情報しか得られない．我々が最近開発した，便検体を対象とした定量的細菌叢プロファイリング（Quantitative Microbiome Profiling, QMP）のプロトコルでは，この問題を回避することができる．QMPの結果は早速，割合情報から導かれる解析結果が，腸内菌叢の構成に関する我々の現在の認識を大きく歪めていることを明らかにした．1つの例として，我々はクローン病患者から得られた便サンプルの再解析により，疾病に伴う菌叢の撹乱は，割合データ解析から一般的に推定するよりはるかに強く，定量データを基にした解析で示されることを見出した．QMPは，健常者の腸内菌叢を構成する菌属の約半分がクローン病患者で抑制されている点だけでなく，菌叢多様性の低下（炎症性腸疾患の主要な菌叢マーカーと考えられている）が，患者の保有する腸内細菌数が1/50（！）にまで低下したことを主たる原因とすることを明らかにした．加えて，これまでに提唱されてきた種々の診断マーカーは，絶対量を基にした解析では大幅に修正された．以上のQMPによる予備検討結果は，腸内細菌叢の絶対量が細菌叢（細菌叢撹乱）マーカーとしての重要な特徴であることを明確に示しており，こうした菌叢情報を活用した予後予測，診断ならびに治療を実現できることが示唆される．

　このように菌叢網羅解析（microbiomics）は，他の網羅解析分野で確立されているような診断/予後予測の段階に未だ到達していないものの，先に示した必要不可欠な改善が一助となり，数年後にはこれらが実現することが期待される．


　臨床レベルの菌叢網羅解析を前進させるには，細菌叢学の複数分野を更に発展させる必要がある．一つ目に重要なのは，細菌叢のダイナミクスならびに経時変動に関する分野である．細菌叢マーカーが，菌種，菌属，転写産物，たんぱく質のいずれに基づくものであれ，我々はこれらの時間経過に伴う変動に関して決定的に知識を欠いている．菌叢情報に基づく診断の頑強性を高めるためには，健常者と患者それぞれのコホートを対象とした縦断研究が絶対的に必要である．また二つ目には，メタプロテオミクスとメタボロミクスに一層の努力を注ぐ必要がある．これらが出力する細菌叢の機能に関する情報は，病理機序の理解ならびに治療開発に不可欠である．三つ目には，特にサンプリングが困難な上部消化管における粘膜細菌叢の解析をより推し進める必要がある．こうしたバイオマス量が少ない検体ではコンタミネーションが生じやすいが，未だサンプリング方法は確立されていない．

　未来は何をもたらすだろう？腸内細菌叢分野は，現在急速かつ継続的に変化を続けており，研究・発見という領域から診断・治療への臨床応用化が目前の領域へと進化している．現在進行している技術改善および世界的な標準化・再現性確保への努力により，こうした刺激的で新しい展望が確実に開けていくはずである．

## 文　献

Vandeputte D, Kathagen G, D'hoe K, Vieira-Silva S, Valles-Colomer M, Sabino J, Wang J, Tito RY, De Commer L, Darzi Y, Vermeire S, Falony G, Raes J.（2017）. Quantitative microbiome profiling links gut community variation to microbial load. Nature. 551, 507-511

Vieira-Silva S*, Falony G*, Lima-Mendez G, Darzi Y, Garcia Yunta R, Okuda S, Vandeputte D, Hildebrand F, Chaffron S and Raes J.（2016）Species-function relationships shape ecological properties of the human gut microbiome. Nature Microbiology 1：16088

Falony G*, Joossens M*, Vieira-Silva S*, Wang J*, Darzi Y, Faust K, Kurilshikov K, Bonder MJ, Valles-Colomer M, Vandeputte D, Tito1 RY, Chaffron S, Rymenans L. Verspecht C, De Sutter L, Lima-Mendez G, D' hoe K, Jonckheere K, Homola D, Garcia R, Tigchelaar EF, Eeckhaudt L, Fu JY, Henckaerts L, Zhernakova A, Wijnenga C and Raes J.（2016）Population-level analysis of gut microbiome variation. Science 352：560-4

## 質疑応答

座長（加藤）：　どうもありがとうございました．Raes教授に申し遅れましたが，腸内フローラの個体レベルの研究と臨床研究，定量的フローラモニタリングの必要性ということで，少し難しいお話もございましたが，ベルギーのフランダース地方における腸内細菌の多様性に関して，5,000人を超える大規模調査による研究の結果を報告されました．その中でどのような交絡因子が重要で，解析に組み込まれなければいけないのかを示されたと思います．各病態で精神疾患，炎症性疾患など病態機序の解明にフローサイトメトリーを基盤とした細胞数の測定技術を，腸内細菌の網羅的解析と組み合わせた定量的細菌叢プロファイリング，quantitative microbiome profilingの重要性を示されたと思います．ご質問をお受けしてよろしいでしょうか．

大野（理研）：　ありがとうございます．素晴らしいお話でした．理研の大野と申します．FACSのセルカウントなのですが，DNA抽出法と比較して有用性はどうなのでしょうか．

Raes：　今の質問はフローサイトメーターを利用した腸内細菌数の定量がDNA，PCRベースのセルカウンティングと同じような成績が得られるかということだと思うのですが，これに関しては，やはり補完的なデータとして論文に出されており，その相関は認められています．完璧ではありませんけれども出ています．私たちはやはり当然こういったDNA抽出に関してはバイアスがかかってしまう．そういった意味でDNAというのは単に，最も近いプロキシーとは言えない．フローサイトメトリーなどを用いた腸内細菌数の定量は，最もクリーンでシンプルなやり方ではないかと思います．ただ確かにおっしゃるように，少し作業が増えてしまう，セルカウントとそれからDNAの併用が必要だと思います．どちらか片方だけで何とかならないかと思うのでしょうが，ただ，今のところは両方使わないと，こういったものは正確には得られないと思います．

大野（理研）：　なぜ私がこういうことを聞いているかと言いますと，やはりFACTカウンティングの場合，細菌によりましては菌数が非常に低い場合があります．確かに細菌は存在しているでしょうが，そういった様々な菌が混ざってしまったような，例えば便検体だとFACTカウンティングが非常に難しいという場合もあります．バイアスもかかります．

Raes：　確かにシンプルな方法を使おうとしています．ですからあまり高度なやり方をしているのではなくて，非常に単純な例えば染色……などを使います．できるだけシンプルなものにすると．そうするとできるだけバイアスを減らすことができます．ただ今のところバイアスなしのテクニックはないと思っています．グラム染色というのもあると思います．それによってどのくらいのバクテリアがあるかということは計測できると思います．様々な方法というものを今考えております．

大野（理研）：　グラム染色とAIを組み合わせた方法なども考えられますね．

座長： ほかにございませんでしょうか．先生，クローン病の患者さんで先ほどquantitative microbiome profilingで細胞数との関係を出していますが，例えばクローン病活動期の状態と寛解期の状態で，例えば下痢とかいろいろな回数が変わって，水分含量も変わりますし，その辺を全部考慮して総合的に，先ほどの成績を出されたものなのでしょうか．

Raes： はい，とてもよい質問をいただきありがとうございます．確かに患者さん，活性値，そしてスライドにはありませんでしたけれども，寛解時期も見ました．そして活動期では細菌数がもっと低かったです．またさらに申し上げるべきだと思うのですけれども，水分含量ということをおっしゃいました．これも重要なのです．水分含量とセルカウントの間に相関がありました．これは自然なことです．つまり例えば下痢があればセルカウントも低くなります．そしてもしかしたらセルカウント，細胞数というのはただ稀釈されているのかもしれない．例えばもっともっと稀釈されているのではないか．糞便が稀釈されているのではないかと思われるかもしれません．しかし細菌の組成も変わっているのです．腸内細菌叢そのものが変わっているのです．ですからまだ完全にカバーできているということは言えませんけれども，いろいろなコミュニティーがありますし，ただ単に下痢による稀釈の効果だけではなく，生態学的な変化というのが腸内細菌叢の中にあると考えます．

座長： フロアからのご質問はございませんか．よろしいですか．

本田（慶應大学）： 素晴らしいご講演，どうもありがとうございます．慶應大学の本田です．伺いたいのは，トランジットタイムについてです．通過時間というのでしょうか．そのトランジットタイムというのが細菌叢の変化に関係があるということでしたけれども，お見せくださったスライドの中で，よりこの通過時間，トランジットタイムというものが長いと，これはプロテオリティックの代謝と関係する．これはなぜなのでしょうか．

Raes： 私たちの考えでは，例えば，この食品が長い時間をかけて体の中を移動しているときに，まず最初のプロセスはサイクリティック・ファーメンテーション，発酵ということがあります．それから糖質，炭水化物がなくなって，それから細菌が今度はプロテオリティック発酵に移るわけです．それが次のサブセットになります．でもそれは単にスウィッチということではないです．エコシステムが変わります．別の細菌が生態学的なアドバンテージを持っていて，プロテオリティックな能力を持っている．ということで基本的にはバクテロイデスからファーミキューテスにということに，そしてエンテロタイプが変わっていく．これがよりプロテオリテックな細菌性状になっていくということになると思いました．分かりました．ありがとうございます．

座長： よろしいですか．後で総合討論もございますので，時間の関係で終わらせていただきます．Raes先生，素晴らしいご講演ありがとうございました．盛大な拍手をお願いいたします．

# 講演5．腸内フローラのdysbiosisとプロバイオティクス，シンバイオティクスの応用

朝原　崇

株式会社ヤクルト本社中央研究所

## 要　約

　近年，2型糖尿病のような生活習慣病の患者において，腸内細菌叢（フローラ）のバランスの破綻（dysbiosis）と，dysbiosisに伴う生体内への腸内細菌の侵入（Bacterial translocation, BT）が指摘されている．さらに外科手術や集中治療，がん化学療法施行といった重症病態の患者においては，腸管は侵襲の重要な標的臓器であり，極めて重篤なdysbiosisと BTによる感染症が患者の予後を左右する大きな問題となっている．

　生活習慣病の患者へのプロバイオティクスの応用として，日本人2型糖尿病患者を対象とする「*Lactobacillus casei* シロタ株（乳酸菌）」を含むプロバイオティクス飲料の無作為化プラセボ対照2群並行比較試験が実施された．本飲料の16週間の飲用により腸内細菌叢が変化し，慢性炎症の原因となる腸内細菌の血液中へのBTが抑制されることが明らかにされている．

　近年臨床では，プロバイオティクスとプレバイオティクス（プロバイオティクスや宿主に有益な菌の選択的栄養因子）を併用する，シンバイオティクスという概念が定着してきている．プロバイオティクス単独での使用に比べより強い効果が期待できることから，特に重症病態の患者においては感染症を制御する手段として注目されている．特定のシンバイオティクスにおいては，消化器外科や救命救急の周術期患者を対象にした複数のエビデンスレベルの高い無作為化比較試験臨床研究が実施され，感染性合併症に対する予防効果や栄養管理における有用性が明らかにされている．また近年では，手術患者のみならず，がん化学療法施行下のがん患者において有害事象に対する軽減作用（発熱性好中球減少症や重篤な下痢の減少）が認められており，適応症例が拡大されてきている．

　今後，プロバイオティクス・シンバイオティクスの基礎研究および臨床研究の情報を系統化し，科学的なデータをもとに適切な利用方法を確立することが，医療の現場で今以上にプロバイオティクス・シンバイオティクスが普及されていくうえで重要である．

## 1．序　論

　腸内細菌叢の分子生物学的な解析方法の進歩により，肥満[1]，糖尿病[2]，パーキンソン病[3]といった生活習慣病や精神疾患[4]などの身近な疾患に腸内細菌叢の乱れが重要な関わりを示すことが明らかにされている．一方我々は，Reverse transcription-quantitative-PCR（定量的RT-PCR）を用いた腸内細菌叢解析システ

ム［Yakult Intestinal Flora Scan（YIF-SCAN®）][5-7]を開発し，これを生活習慣病および周術期の患者の腸内細菌叢の解析や血液中細菌の検出に応用することにより，腸内細菌叢のバランスの破綻や腸内細菌の生体内への侵入による感染症が生じていることを明らかにした[4, 7-9]．このような感染症は患者の予後を左右する最も大きな問題であり，その感染症対策は極めて重要であると考えられる．特に周術期の感染症対策においては，抗菌薬が有用であるが，その反面，多用による耐性菌感染症の問題が深刻化しており，抗菌薬だけに頼ることの無い，より安全性の高い予防・治療方法が期待されている．

近年，プロバイオティクス[10]とプレバイオティクス（プロバイオティクスや宿主に有用な菌の選択的な機能・増殖促進因子[11]）を併用するシンバイオティクス[12]という概念が定着してきている．プロバイオティクス単独での使用に比べより強い効果が期待できることから，腸内細菌叢の基礎研究・臨床研究の発展とともに医学領域においてシンバイオティクスが注目されている[13]．

## 2．臨床における腸内細菌叢・腸内環境の重要性

2型糖尿病はインスリン分泌不全とインスリン作用不足による慢性の高血糖を特徴とする代謝疾患である．2型糖尿病におけるインシュリン抵抗性と腸内細菌の関連が指摘されている．高脂肪食を負荷したマウスの研究では，腸内細菌叢の異常による腸管バリアの透過性亢進がエンドトキシンの血液中への移行（metabolic endotoxemia）を促して慢性炎症を惹起させることが示されている[14]．この慢性炎症が，2型糖尿病において肝臓や骨格筋でのインシュリン抵抗性を増大し耐糖能異常を誘導する要因の一つであると考えられている[15]．

日本人の2型糖尿病患者（50名）および健常人（50名）を対象に，YIF-SCAN®[5-7]による糞便細菌叢の解析および腸内環境の指標となる糞便中の有機酸濃度およびpHの測定を実施した．その結果，日本人2型糖尿病患者では，健常人のそれに比べ腸内の総菌数には差が認められなかったが，腸内の最優勢な偏性嫌気性菌群である*Clostridium coccoides* group, *Atopobium* cluster, *Prevotella*の菌数レベルが低く，一方で*Lactobacillus reuteri* subgroup, *Lactobacillus plantarum* subgroupの菌数レベルや*Clostridium perfringens*, *Enterococcus*の検出割合が高くなっており，腸内細菌叢のバランスが崩れていることが明らかになった（Table 1）[16]．

腸内細菌叢のバランスは，外的な侵襲の程度が大きくなると大きく崩れることが明らかにされている．消化器がん手術の中でも非常に侵襲が大きな手術である胆道がんにおける肝切除＋肝外胆管切除・胆道再建術の患者の腸内では，術後に*Bifidobacterium*や*Lactobacillus*が激減し，術後感染症起因菌となりうる*Enterobacteriaceae*, *Pseudomonas aeruginosa*および*Candida*が増加していることが示されている（Fig. 1）[17]．消化器外科領域よりもさらに臨床的侵襲（手術，外傷，熱傷，膵炎，感染等）が大きい救命救急領域の重症患者においては，腸内細菌叢の乱れがより顕著であり，腸内の最優勢偏性嫌気性菌群が1/1000以下に激少していた[18]．このような重症患者（81名）を対象に死亡率と関連のある腸内細菌叢の変化についてCART法（樹木構造接近法）で解析した研究では，死亡率と関連する因子として，腸内の偏性嫌気性菌群の減少と感染症起因菌となりうる通性嫌気性菌群の増加が示されており[19]，重症患者の予後における腸内細菌叢の重要性が指摘されている．

腸内細菌が産生する有機酸は，腸内環境の重要な指標となる[13]．健常人の糞便中では，有機酸のうち短鎖脂肪酸が約90％を占め，その大部分は酢酸（約60％）であり，次いでプロピオン酸（約20％），酪酸（約10％）で構成される[20]．短鎖脂肪酸は，病原細菌に対する殺菌作用[21]，腸管上皮細胞や宿主における主要なエネルギー基質[22]，腸管蠕動の亢進作用[23]，腸管バリア機能の保持[24]といった生体にとって有用な働きを有することが報告されている．前述の2型糖尿病，肝切除術および重症病態の患者の糞便中の有機酸濃度を測定

講演5.「腸内フローラのdysbiosisとプロバイオティクス，シンバイオティクスの応用」　　51

## Table 1.　Dysbiosis of intestinal microbiota in type 2 diabetes patients

| Organisms | Type 2 diabetes patients (n=50) | | | Healthy subjects (n=50) | | |
|---|---|---|---|---|---|---|
| Total bacteria | 10.3 | ± 0.5 | (100) | 10.4 | ± 0.4 | (100) |
| Obligate anaerobes | | | | | | |
|   *Clostridium coccoides* group | 9.4 | ± 0.8 * | (100) | 9.8 | ± 0.5 | (100) |
|   *C. leptum* subgroup | 9.5 | ± 1.1 | (100) | 9.7 | ± 0.6 | (100) |
|   *Bacteroides fragilis* group | 9.2 | ± 0.9 | (100) | 9.5 | ± 0.6 | (100) |
|   *Bifidobacterium* | 9.2 | ± 0.8 | (100) | 9.2 | ± 0.8 | (100) |
|   *Atopobium* cluster | 9.0 | ± 0.7 * | (100) | 9.3 | ± 0.5 | (100) |
|   *Prevotella* | 7.4 | ± 1.5 * | (84) * | 8.3 | ± 1.6 | (54) |
|   *C. perfringens* | 4.3 | ± 1.2 | (62) * | 5.1 | ± 1.5 | (36) |
| Facultative anaerobes | | | | | | |
|   Total *Lactobacillus* | 7.0 | ± 1.5 * | (100) | 6.4 | ± 1.2 | (100) |
|     *L. gasseri* subgroup | 6.2 | ± 1.7 | (96) | 5.9 | ± 1.2 | (96) |
|     *L. brevis* | 4.0 | ± 1.0 | (26) | 3.9 | ± 0.8 | (12) |
|     *L. casei* subgroup | 4.9 | ± 1.3 | (44) | 4.8 | ± 1.3 | (32) |
|     *L. fermentum* | 6.2 | ± 1.2 | (32) | 5.5 | ± 1.1 | (22) |
|     *L. fructivorans* | <2.3 | | (0) | <2.3 | | (0) |
|     *L. plantarum* subgroup | 4.2 | ± 0.8 ** | (60) | 3.7 | ± 0.7 | (60) |
|     *L. reuteri* subgroup | 5.6 | ± 1.6 ** | (90) | 4.6 | ± 1.1 | (74) |
|     *L. ruminis* subgroup | 5.9 | ± 1.8 | (64) * | 5.4 | ± 2.1 | (42) |
|     *L. sakei* subgroup | 4.5 | ± 1.2 | (92) | 4.3 | ± 1.4 | (86) |
|   *Enterobacteriaceae* | 7.0 | ± 1.1 | (98) | 6.7 | ± 1.2 | (86) |
|   *Enterococcus* | 6.6 | ± 1.3 | (100) * | 6.6 | ± 1.3 | (84) |
|   *Staphylococcus* | 4.6 | ± 0.9 | (94) | 4.5 | ± 0.8 | (82) |
| Aerobes | | | | | | |
|   *Pseudomonas* | 5.6 | ± 0.8 | (16) | 4.8 | ± 1.1 | (18) |

Results are expressed as mean ± SD ($\log_{10}$ cells/g of feces). Detection rate (%).
* *P*<0.05, ** *P*<0.01

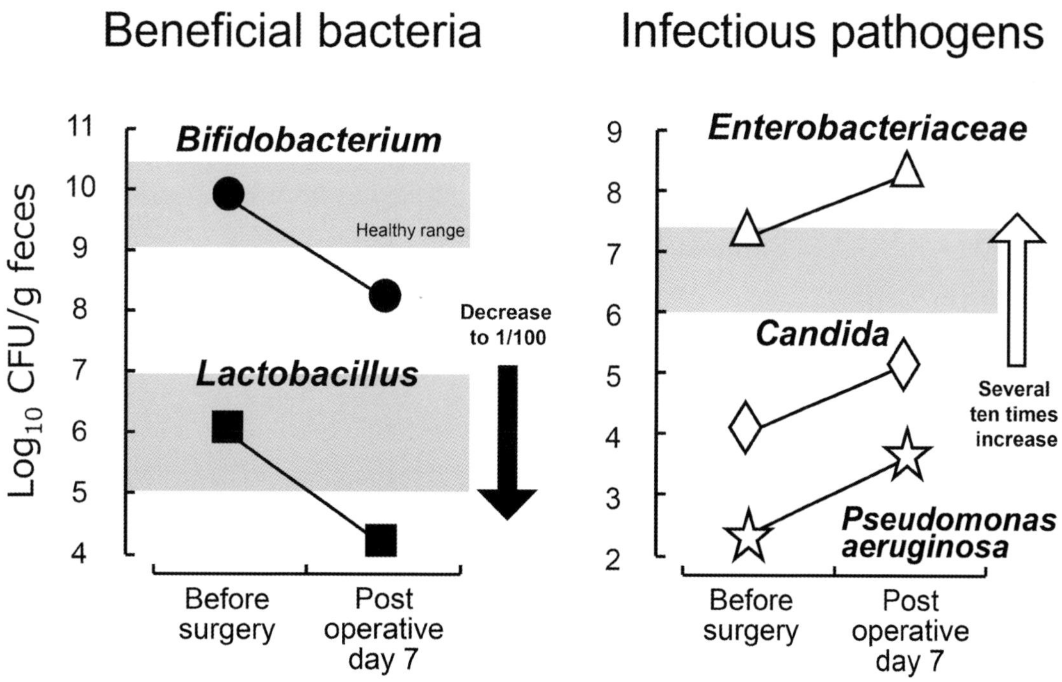

Fig. 1　Dysbiosis of intestinal microbiota after hepatectomy (23 biliary cancer patients)

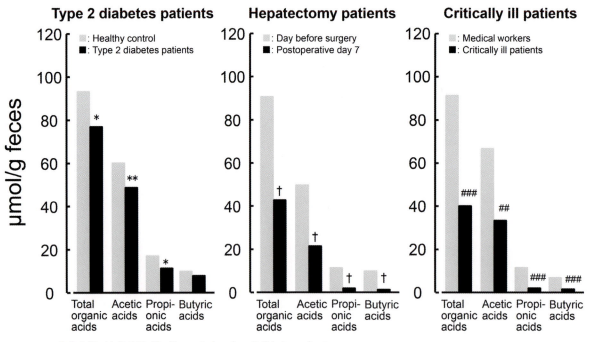

Fig. 2　Abnormalities in the intestinal environments of type 2 diabetes patients [Ref. 2], gastrointestinal surgery patients [Ref. 17], and acute critically ill patients [Ref. 18]

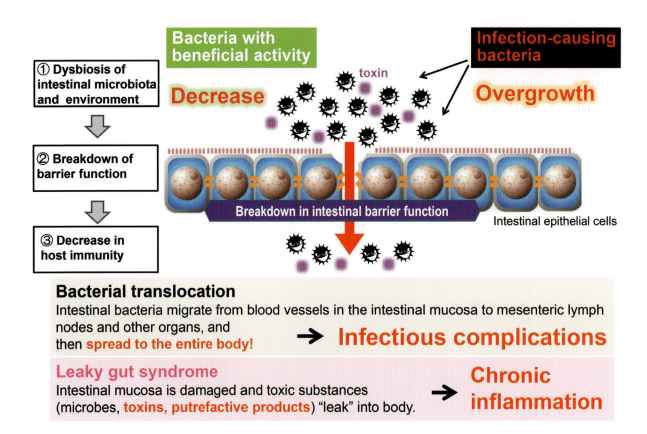

Fig. 3　Mechanisms of bacterial translocation and leaky gut syndrome (Ref. 27)

したところ，健常人や手術前に比べて総有機酸および酢酸の濃度が低くなっており，腸内環境が著しく乱れていることが明らかになった．さらにその濃度は，2型糖尿病に比べて肝切除術および重症病態の患者において低値であり，臨床的侵襲の程度に関連していた[2,17,18]（Fig. 2）．このような腸内環境の異常が感染性合併症と関連することも報告されている[25]．肝切除術の患者において，術後に感染性合併症（創感染，腹腔内膿瘍，敗血症）が認められた患者では，認められなかった患者に比べて，腸内の酢酸や酪酸の濃度が有意に低値であり，術後の感染性合併症の予防における腸内の有機酸濃度の重要性が示されている．

一方，腸管粘膜を介して生きた腸内細菌が腸管内から粘膜固有層，さらには腸間膜リンパ節（MLN）や他の臓器に移行することを，bacterial translocation（BT）という[26]．BTを惹起する要因として，1）腸管内における細菌の異常増殖，2）消化管壁のバリア機能の障害，3）侵襲してくる細菌に対する生体防御機構の不全，が重要と考えられている（Fig. 3）．生活習慣病の患者では，菌のみならず有害物質（微生物，毒素，腐敗産物など）が体内に漏れる状態となるleaky gut syndrome（LGS）のリスクが指摘されている[27]．YIF-SCANを用いた日本人2型糖尿病患者の血液中細菌の検出により，約30％の患者において慢性的な腸内細菌による菌血症が生じていることが示された[2]．また，手術中にMLNへ腸内細菌が移行（BT）していた肝切除手術患者では，MLNから菌が検出されない患者に比べて有意に感染性合併症の発生頻度が高くなることが明らかにされている（MLN陽性患者：58％，MLN陰性患者：16％）[8]．

以上のように，2型糖尿病，肝切除術および重症病態の患者において，その撹乱の程度には差があるが，腸内細菌叢や腸内環境が乱れており，その乱れによりBTやLGSが誘導され，さらに慢性炎症や感染性合併症が生じていることが示されている．したがってそのような患者においては，腸内細菌叢や腸内環境のバランスを改善することによる感染制御のアプローチが極めて重要であると考えられる．

## 3．日本人2型糖尿病患者におけるプロバイオティクスの有用性

2型糖尿病患者を対象に，プロバイオティクス含有乳酸菌飲料の継続飲用（1日1本，16週間，*Lactobacillus casei* シロタ株［LcS］を400億個含有）による腸内細菌叢およびBTに対する効果を無作為化比較試験（RCT）にて検討した[28]．その結果，飲用16週間目のLcS飲料飲用群では，非飲用群に比べて糞便中の *Clostridium coccoides* group, *Clostridium leptum* subgroupおよび *Lactobacillus* の菌数レベルが高くなり，さらに血液中における腸内細菌の検出が抑制（中央値（interquartile range; 25-75%, cells/ml）：LcS飲料飲用群1.8，非飲用群6.0）されており，2型糖尿病患者へのLcSを含有する乳酸菌飲料の継続投与により，乱れた腸内細菌叢が改善されてBTが抑制されることが明らかになった．LcSを含有する乳酸菌飲料の継続投与は2型糖尿病患者の慢性炎症のリスク低減に役立つ可能性が示されている．

## 4．周術期におけるシンバイオティクスの有用性

消化器外科領域では，手術後の感染性合併症の予防が大きな課題となっている．胃がん[29]や大腸がん[30]の切除手術に比べて，胆道がん[17]や食道がん[31]は手術侵襲が大きく，術後に感染性合併症が50％程度の割合で発生することから，このような患者では，前述の2型糖尿病の患者に比べて外的侵襲により腸内細菌叢や腸内環境が激しく乱れていることから，より効果的な介入方法としてシンバイオティクスの利用が検討されてきた．これまでに消化器外科手術患者を対象に術後感染性合併症に対するシンバイオティクスの有用性を，エビデンスレベルの高いRCT（randomized controlled trial）にて検討した臨床研究の論文が18報報告されている[17,30-46]．また，シンバイオティクス臨床研究のメタアナリシス論文が認められるようになり[47,48]，医

Table 2. Utility of synbiotics (*Lactobacillus casei* strain Shirota + *Bifidobacterium breve* strain Yakult + Galacto-oligosaccharides) in the field of gastrointestinal surgery (9 RCT reports extracted)

| Author / Year / Journal | Surgery | n | Suppression of infectious complications | Improvement of dysbiosis | | Improvement of intestinal environment | |
| --- | --- | --- | --- | --- | --- | --- | --- |
| | | | | Increase | Decrease | Increase of organic acid | pH |
| Kanazawa H et al. (2005) Langenbecks Arch Surg [Ref. 17] | Hepatobiliary Resection | 54 | $P<0.05$ | *Bifidobacterium* *Lactobacillus* | *Enterobacteriaceae* *Staphylococcus* *Pseudomonas* | Acetic acid Propionic acid Butyric acid | — |
| Sugawara G et al. (2006) Ann Surg [Ref. 35] | Hepatobiliary resection | 81 | $P<0.05$ | *Bifidobacterium* *Lactobacillus* | *Enterobacteriaceae* *Staphylococcus* *Pseudomonas* | Acetic acid Butyric acid | — |
| Eguchi S et al. (2011) Am J Surg [Ref. 39] | Liver transplantation | 50 | $P<0.05$ | | | | |
| Usami M et al. (2011) JPEN [Ref. 40] | Hepatic resection | 51 | $P<0.05$ | — | — | — | — |
| Tanaka K et al. (2012) Surgery [Ref. 31] | Oesophagectomy | 64 | $P=0.06$ | *Bifidobacterium* *Lactobacillus* | *Enterobacteriaceae* *Staphylococcus* *Pseudomonas, etc.* | Acetic acid | Low |
| Okazaki M et al. (2013) Nutrition [Ref. 42] | Gastroenterological surgery | 48 | $P=0.06$ | *Bifidobacterium* *Lactobacillus* | *Enterobacteriaceae* *Staphylococcus* *Pseudomonas* | Acetic acid | Low |
| Yokoyama Y et al. (2014) Br J Surg [Ref. 43] | Oesophagectomy | 42 | $P<0.05$ （BT） | *Bifidobacterium* *Lactobacillus* | *Enterobacteriaceae* *Staphylococcus* *Pseudomonas* | Acetic acid Butyric acid | Low |
| Komatsu S et al. (2016) Surg Today [Ref. 45] | Colorectal surgery | 362 | $P=0.2$ | *Bifidobacterium* *Lactobacillus* Obligate anaerobes | *Enterobacteriaceae* *Staphylococcus* *Pseudomonas, etc.* | Acetic acid Propionic acid Butyric acid | Low |
| Yokoyama Y et al. (2016) Dig Surg [Ref. 46] | Pancreatoduode-nectomy | 44 | $P<0.05$ （BT） | *Bifidobacterium* *Lactobacillus* | *Enterobacteriaceae* *Staphylococcus* *Pseudomonas* | Acetic acid | Low |

BT : Bacterial translocation

学領域でシンバイオティクスの科学的な有用性を明確にするといった考え方が注目され始めている．一方で，前述の18報のシンバイオティクスRCT研究のうち半数以上（9報）はプロバイオティクスとして*L. casei*シロタ株（LcS）および*Bifidobacterium breve*ヤクルト株（BbY），ならびにプレバイオティクスとしてガラクトオリゴ糖（GOS）を用いたシンバイオティクス療法の報告であり，特定のシンバイオティクスについては，臨床的な有用性についての報告が蓄積されてきている．これら9報のシンバイオティクス臨床研究の対象疾患と臨床的有用性の特徴をTable 2に示した．本シンバイオティクスは，肝切除胆道再建術[17,35]，生体肝移植[39]，硬変肝切除[40]，食道がん切除術[31,43]，高齢消化器外科手術[42]，膵頭十二指腸切除術[46]や大腸癌切除術[45]の患者において，①腸内細菌叢や腸内環境のかく乱が顕著である侵襲の大きな外科手術に用いられていること，②感染性合併症に対して強い抑制作用が認められること，③腸内細菌叢の改善作用として*Bifidobacterium*と*Lactobacillus*の増加および*Enterobacteriaceae*, *Staphylococcus*, *Pseudomonas*等の増殖抑制が認められること，④腸内の酢酸濃度の上昇およびpHの低下といった腸内環境の改善作用が認められること，がいずれの研究においても共通した特徴として認められている．また，全ての研究において本シンバイオティクスを原因とする有害事象が認められていない点も重要なポイントである．

　本シンバイオティクス（LcS＋BbY＋GOS）は，適応症例の拡大が検討されている．救命救急領域では，重篤な臨床的侵襲（手術，外傷，熱傷，膵炎，感染等）により重症病態となった患者における感染性合併症の制御が救命率向上への大きな課題となっている．集中治療室に滞在する重症患者へのシンバイオティクスの投与（29名）により，非シンバイオティクス群（26名）で認められる腸内のdysbiosisや腸内環境の異常が改善され，腸炎（7% vs. 46%），肺炎（20% vs. 52%），菌血症（10% vs. 33%）といった感染性合併症が有意に減少することが示されている[49]，さらに多臓器不全による死亡率も低い傾向（11% vs. 29%）が認められたており，重症患者でもシンバイオティクスが有用であることが明らかにされている．

がん化学療法時の感染症（有害事象）対策として，シンバイオティクスの応用が検討されている．進行食道がんに対する標準治療は術前化学療法後の切除手術であるが，化学療法は骨髄抑制，粘膜傷害，感染症などのさまざまな有害事象を引き起こす可能性が指摘されている．近年，より高い腫瘍縮小効果を得るために化学療法の強度が上がってきており，その有害事象対策が極めて重要である．Motooriら[50]は，進行食道がんの術前化学療法中のシンバイオティクス投与による有害事象軽減作用をRCTにより評価した．胸部食道がんにて術前化学療法（DCF療法：ドセタキセル ＋ シスプラチン ＋ 5-FU）予定症例を対象に，化学療法開始3日前より術前日までシンバイオティクスを投与（S群，30名）したところ，非シンバイオティクス群（C群，31名，院内処方の整腸薬投与）に比べて，化学療法による腸内細菌叢や腸内有機酸濃度の乱れが改善され，発熱性好中球減少症（発生率：C群61%，S群33%，$P<0.05$）や重篤な下痢（下痢のスコア：C群1.8，S群1.2，$P<0.05$）といった有害事象が有意に軽減された．

以上のように，周術期や重症病態の患者における感染性合併症対策として適切なシンバイオティクスの投与が有効であることが示されている．

## 5．シンバイオティクスの感染防御のメカニズム

臨床研究にてシンバイオティクスの感染防御作用におけるBT抑制の重要性が明らかにされている．すなわち食道がん患者を対象とした研究において，術前からのシンバイオティクス（LcS＋BbY＋GOS）投与により術中に生じる腸間膜リンパ節や血液中へのBTが強く抑制されることが示された（Fig. 4）[43]．さらに実験動物モデルを用いた検討では，シンバイオティクスによるBT抑制のメカニズムが示されている．我々は，院内感染や術後感染の原因菌として世界的に大きな問題となっている多剤耐性*Acinetobacter baumannii*（MDRAb）[21]の腸管感染マウスモデルを用いて，シンバイオティクスの感染防御効果とその作用メカニズムを検討した[24]．シンバイオティクスが投与されたマウスでは，抗菌薬と免疫抑制剤の投与により誘導される

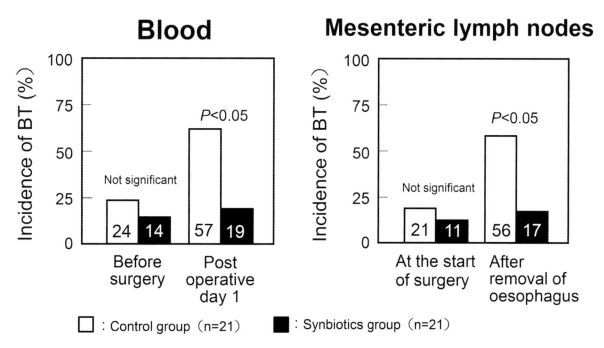

Fig. 4　Bacterial translocation (BT) was mitigated by administration of synbiotics before and after esophageal cancer surgery

MDRAbの腸内異常増殖および生体内への侵襲が強く抑制されており，そのようなマウスの腸内では腸内環境の異常（pH上昇，酢酸濃度の低下）が顕著に改善されていた．さらにシンバイオティクス投与により，腸管上皮のタイトジャンクション（Claudin1, Occludin, ZO-1）関連遺伝子の発現が有意に改善されており，腸内の酢酸濃度と腸管上皮のタイトジャンクション関連遺伝子の発現には有意な相関があることが確認された．以上の医学的な動物実験の研究結果から，シンバイオティクスによるBT抑制のメカニズムとして，腸内の酢酸濃度の上昇に伴って増加する非解離酢酸の病原菌に対する殺菌作用[51]および腸管バリア機能の改善作用の重要性が強く示唆されている．

これまでの基礎および臨床研究の報告からシンバイオティクス（LcS＋BbY＋GOS）の感染防御作用のメカニズムを考察した．ファーストステップとして，基礎疾患や外的な侵襲による腸内細菌叢や腸内環境の乱れがシンバイオティクスにより改善される．すなわち投与されたLcSが腸内で産生した乳酸を内在性の偏性嫌気性菌が利用して酢酸が産生され，さらにGOSを利用した内在性の*Bifidobacterium*や投与されたBbYがGOSを利用して酢酸を産生する．その結果，腸内の酢酸濃度が上昇して，健常人や術前の腸内環境（酢酸濃度およびpH）に回復する．次のステップとして，腸内の酢酸濃度の上昇により，①感染症起因菌・有害菌の腸内異常増殖の抑制，②腸管上皮バリア機能の改善，③腸からの栄養吸収の改善，④自然免疫力の維持，が生じ，その結果，BTやLGSが抑制され，感染性合併症や慢性炎症の抑制作用が認められると考えられる．

## 6．おわりに

周術期の患者における臨床的有用性を評価したプロ/シンバイオティクス研究論文34報がメタアナリシスされ，シンバイオティクス療法は術後感染性合併症の予防や生活の質（QOL）の改善，副作用の軽減等に有用であり，手術患者の補助療法として推奨されると報告されている[48]．しかしながら著者らは，本メタ解析結果は，被験者の術式や試験物質が異なるため，有効物質について慎重な解釈が必要であると述べている．一方，近年，一部のプロバイオティクス菌株やシンバイオティクスについては，特定の症例において学術レベルの高い臨床研究にてその有用性が証明されてきている．如何に有効なプロ/シンバイオティクスを適切な症例に対して使用するかが最も重要なポイントであり，適切な使用方法の確立が今後の課題と考えられる．

## 謝　辞

本論文で紹介した研究は，名古屋大学大学院腫瘍外科学 梛野 正人教授，横山 幸浩講師，順天堂大学大学院医学研究科 プロバイオティクス研究講座 山城 雄一郎特任教授，順天堂大学大学院医学研究科代謝内分泌内科学 綿田 裕孝教授，金澤 昭雄准教授，佐藤 淳子准教授，大阪大学医学部附属病院高度救命センター 嶋津 岳士教授，小倉 裕司准教授，清水 健太郎助教，大阪国際がんセンター 左近 賢人病院長，矢野 雅彦副院長，大阪急性期・総合医療センター 本告 正明外科副部長，北海道大学病院先進急性期医療センター 丸藤 哲教授，早川 峰司講師，愛知医科大学外科学講座 小松 俊一郎教授（特任），国立成育医療研究センター臓器・運動器病態外科部小児外科 金森 豊部長との共同研究により行われたものであり，ここに深謝します．また，多くのご指導，ご協力を頂きました，東京農業大学生命科学部分子微生物学科 野本 康二教授，株式会社ヤクルト本社中央研究所の皆様に御礼申し上げます．

## 文　献

1 ）Woting A, Blaut M：The intestinal microbiota in metabolic disease. Nutrients 2016, 8：202.

2 ）Sato J, Kanazawa A, Ikeda F, Yoshihara T, Goto H, Abe H, Komiya K, Kawaguchi M, Shimizu T, Ogihara T, Tamura Y, Sakurai Y, Yamamoto R, Mita T, Fujitani Y, Fukuda H, Nomoto K, Takahashi T, Asahara T, Hirose T, Nagata S, Yamashiro Y, Watada H：Gut dysbiosis and detection of "live gut bacteria" in blood of Japanese patients with type 2 diabetes. Diabetes Care 2014, 37：2343-2350.

3 ）Hasegawa S, Goto S, Tsuji H, Okuno T, Asahara T, Nomoto K, Shibata A, Fujisawa Y, Minato T, Okamoto A, Ohno K, Hirayama M：Intestinal dysbiosis and lowered serum lipopolysaccharide-binding protein in Parkinson's disease. PLoS One 2015, 10：e0142164.

4 ）Aizawa E, Tsuji H, Asahara T, Takahashi T, Teraishi T, Yoshida S, Ota M, Koga N, Hattori K, Kunugi H：Possible association of *Bifidobacterium* and *Lactobacillus* in the gut microbiota of patients with major depressive disorder. J Affect Disord 2016, 202：254-257.

5 ）Matsuda K, Tsuji H, Asahara T, Kado Y, Nomoto K. Sensitive quantitative detection of commensal bacteria by rRNA-targeted reverse transcription-PCR. Appl Environ Microbiol 2007, 73：32-9.

6 ）Matsuda K, Tsuji H, Asahara T, Matsumoto K, Takada T, Nomoto K：Establishment of an analytical system for the human fecal microbiota, based on reverse transcription-quantitative PCR targeting of multicopy rRNA molecules. Appl Environ Microbiol 2009, 75：1961-9.

7 ）Sakaguchi S, Saito M, Tsuji H, Asahara T, Takata O, Fujimura J, Nagata S, Nomoto K, Shimizu T：Bacterial rRNA-targeted reverse transcription-PCR used to identify pathogens responsible for fever with neutropenia. J Clin Microbiol 2010, 48：1624-8.

8 ）Mizuno T, Yokoyama Y, Nishio H, Ebata T, Sugawara G, Asahara T, Nomoto K, Nagino M：Intraoperative bacterial translocation detected by bacterium-specific ribosomal RNA-targeted reverse-transcriptase polymerase chain reaction for the mesenteric lymph node strongly predicts postoperative infectious complications after major hepatectomy for biliary malignancies. Ann Surg 2010, 252：1013-9.

9 ）Nishigaki E, Abe T, Yokoyama Y, Fukaya M, Asahara T, Nomoto K, Nagino M：The detection of intraoperative bacterial translocation in the mesenteric lymph nodes is useful in predicting patients at high risk for postoperative infectious complications after esophagectomy. Ann Surg 2014, 259：477-84.

10）Fuller R. Probiotics in man and animals. J Appl Bacteriol 66：365-78, 1989.

11）Gibson GR, Roberfroid MB：Dietary modulation of the human colonic microbiota：introducing the concept of prebiotics. J Nutr 1995, 125：1401-12.

12）Schrezenmeir J, de Vrese M：Probiotics, prebiotics, and synbiotics-approaching a definition. Am J Clin Nutr 2001, 73：361S-4S.

13）Komatsu S, Yokoyama Y, Nagino M：Gut microbiota and bacterial translocation in digestive surgery：the impact of probiotics. Langenbecks Arch Surg 2017, 402：401-16.

14）Cani PD, Bibiloni R, Knauf C, Waget A, Neyrinck AM, Delzenne NM, Burcelin R：Changes in gut microbiota control metabolic endotoxemia-induced inflammation in high-fat diet-induced obesity and diabetes in mice. Diabetes 2008, 57：1470-81.

15）金澤　昭雄：2型糖尿病と腸内フローラ―プロバイオティクスによる介入の効果―．J・JSMUFF 2018, 12：24-8.

16）Sato J, Kanazawa A, Ikeda F, Yoshihara T, Goto H, Abe H, Komiya K, Kawaguchi M, Shimizu T, Ogihara T, Tamura Y, Sakurai Y, Yamamoto R, Mita T, Fujitani Y, Fukuda H, Nomoto K, Takahashi T, Asahara T, Hirose T, Nagata S, Yamashiro Y, Watada H：Gut dysbiosis and detection of "live gut bacteria" in blood of Japanese patients with type 2 diabetes. Diabetes Care 2014, 37：2343-50.

17）Kanazawa H, Nagino M, Kamiya S, Komatsu S, Mayumi T, Takagi K, Asahara T, Nomoto K, Tanaka R, Nimura Y. Synbiotics reduce postoperative infectious complications：a randomized controlled trial in biliary cancer patients undergoing hepatectomy. Langenbecks Arch Surg 2005, 390：104-13.

18）Hayakawa M, Asahara T, Henzan N, Murakami H, Yamamoto H, Mukai N, Minami Y, Sugano M, Kubota N,

Uegaki S, Kamoshida H, Sawamura A, Nomoto K, Gando S : Dramatic changes of the gut flora immediately after severe and sudden insults. Dig Dis Sci 2011, 56 : 2361-5.

19) Shimizu K, Ogura H, Hamasaki T, Goto M, Tasaki O, Asahara T, Nomoto K, Morotomi M, Matsushima A, Kuwagata Y, Sugimoto H : Altered gut flora are associated with septic complications and death in critically ill patients with systemic inflammatory response syndrome. Dig Dis Sci 2011, 56 : 1171-7.

20) Suzuki Y, Ikeda K, Sakuma K, Kawai S, Sawaki K, Asahara T, Takahashi T, Tsuji H, Nomoto K, Nagpal R, Wang C, Nagata S, Yamashiro Y : Association between yogurt consumption and intestinal microbiota in healthy young adults differs by host gender. Front Microbiol 2017, 11 ; 8 : 847.

21) Ostling CE, Lindgren SE : Inhibition of enterobacteria and *Listeria* growth by lactic, acetic and formic acids. J Appl Bacteriol 1993, 75 : 18-24.

22) Wong JM, de Souza R, Kendall CW, Emam A, Jenkins DJ : Colonic health : fermentation and short chain fatty acids. J Clin Gastroenterol 2006, 40 : 235-43.

23) Kamath PS, Phillips SF, Zinsmeister AR : Short-chain fatty acids stimulate ileal motility in humans. Gastroenterology 1988, 95 : 1496-502.

24) Asahara T, Takahashi A, Yuki N, Kaji R, Takahashi T, Nomoto K : Protective Effect of a synbiotic against multidrug-resistant *Acinetobacter baumannii* in a murine infection model. Antimicrob Agents Chemother 2016, 60 : 3041-50.

25) Yokoyama Y, Mizuno T, Sugawara G, Asahara T, Nomoto K, Igami T, Ebata T, Nagino M : Profile of preoperative fecal organic acids closely predicts the incidence of postoperative infectious complications after major hepatectomy with extrahepatic bile duct resection : Importance of fecal acetic acid plus butyric acid minus lactic acid gap. Surgery 2017, 162 : 928-36.

26) Berg RD, Garlington AW : Translocation of certain indigenous bacteria from the gastrointestinal tract to the mesenteric lymph nodes and other organs in a gnotobiotic mouse model. Infect Immun 1979, 23 : 403-11.

27) Bischoff SC, Barbara G, Buurman W, Ockhuizen T, Schulzke JD, Serino M, Tilg H, Watson A, Wells JM : Intestinal permeability-a new target for disease prevention and therapy. BMC Gastroenterol 2014, 14 : 189.

28) Sato J, Kanazawa A, Azuma K, Ikeda F, Goto H, Komiya K, Kanno R, Tamura Y, Asahara T, Takahashi T, Nomoto K, Yamashiro Y, Watada H : Probiotic reduces bacterial translocation in type 2 diabetes mellitus : A randomised controlled study. Sci Rep 2017, 7 : 12115.

29) Tsujimoto H, Morimoto Y, Takahata R, Nomura S, Yoshida K, Hiraki S, Horiguchi H, Miyazaki H, Ono S, Saito D, Hara I, Ozeki E, Yamamoto J, Hase K : Theranostic photosensitive nanoparticles for lymph node metastasis of gastric cancer. Ann Surg Oncol 2015, 22 : S923-8.

30) Polakowski CB, Kato M, Preti VB, Schieferdecker MEM, Ligocki Campos AC : Impact of the preoperative use of synbiotics in colorectal cancer patients : A prospective, randomized, double-blind, placebo-controlled study. Nutrition 2019, 58 : 40-6.

31) Tanaka K, Yano M, Motoori M, Kishi K, Miyashiro I, Ohue M, Ohigashi H, Asahara T, Nomoto K, Ishikawa O : Impact of perioperative administration of synbiotics in patients with esophageal cancer undergoing esophagectomy : a prospective randomized controlled trial. Surgery 2012, 152 : 832-42.

32) Rayes N, Seehofer D, Hansen S, Boucsein K, Müller AR, Serke S, Bengmark S, Neuhaus P : Early enteral supply of lactobacillus and fiber versus selective bowel decontamination : a controlled trial in liver transplant recipients. Transplantation 2002, 74 : 123-27.

33) Anderson AD, McNaught CE, Jain PK, MacFie J : Randomised clinical trial of synbiotic therapy in elective surgical patients. Gut 2004, 53 : 241-5.

34) Rayes N, Seehofer D, Theruvath T, Schiller RA, Langrehr JM, Jonas S, Bengmark S, Neuhaus P : Supply of pre- and probiotics reduces bacterial infection rates after liver transplantation--a randomized, double-blind trial. Am J Transplant 2005, 5 : 125-30.

35) Sugawara G, Nagino M, Nishio H, Ebata T, Takagi K, Asahara T, Nomoto K, Nimura Y. Perioperative

synbiotic treatment to prevent postoperative infectious complications in biliary cancer surgery : a randomized controlled trial. Ann Surg 2006, 244 : 706-14.

36) Rayes N, Seehofer D, Theruvath T, Mogl M, Langrehr JM, Nüssler NC, Bengmark S, Neuhaus P : Effect of enteral nutrition and synbiotics on bacterial infection rates after pylorus-preserving pancreatoduodenectomy : a randomized, double-blind trial. Ann Surg 2007, 246 : 36-41.

37) Reddy BS, Macfie J, Gatt M, Larsen CN, Jensen SS, Leser TD : Randomized clinical trial of effect of synbiotics, neomycin and mechanical bowel preparation on intestinal barrier function in patients undergoing colectomy. Br J Surg 2007, 94 : 546-54.

38) Horvat M, Krebs B, Potrc S, Ivanecz A, Kompan L : Preoperative synbiotic bowel conditioning for elective colorectal surgery. Wien Klin Wochenschr 2010, 122, Suppl 2 : 26-30.

39) Eguchi S, Takatsuki M, Hidaka M, Soyama A, Ichikawa T, Kanematsu T : Perioperative synbiotic treatment to prevent infectious complications in patients after elective living donor liver transplantation : a prospective randomized study. Am J Surg 2011, 201 : 498-502.

40) Usami M, Miyoshi M, Kanbara Y, Aoyama M, Sakaki H, Shuno K, Hirata K, Takahashi M, Ueno K, Tabata S, Asahara T, Nomoto K : Effects of perioperative synbiotic treatment on infectious complications, intestinal integrity, and fecal flora and organic acids in hepatic surgery with or without cirrhosis. JPEN J Parenter Enteral Nutr 2011, 35 : 317-28.

41) Rayes N, Pilarski T, Stockmann M, Bengmark S, Neuhaus P, Seehofer D : Effect of pre- and probiotics on liver regeneration after resection : a randomised, double-blind pilot study. Benef Microbes 2012, 3 : 237-44.

42) Okazaki M, Matsukuma S, Suto R, Miyazaki K, Hidaka M, Matsuo M, Noshima S, Zempo N, Asahara T, Nomoto K : Perioperative synbiotic therapy in elderly patients undergoing gastroenterological surgery : a prospective, randomized control trial. Nutrition 2013, 29 : 1224-30.

43) Yokoyama Y, Nishigaki E, Abe T, Fukaya M, Asahara T, Nomoto K, Nagino M : Randomized clinical trial of the effect of perioperative synbiotics versus no synbiotics on bacterial translocation after oesophagectomy. Br J Surg 2014, 101 : 189-99.

44) Rammohan A, Sathyanesan J, Rajendran K, Pitchaimuthu A, Perumal SK, Balaraman K, Ramasamy R, Palaniappan R, Govindan M : Synbiotics in surgery for chronic pancreatitis : are they truly effective? A single-blind prospective randomized control trial. Ann Surg 2015, 262 : 31-7.

45) Komatsu S, Sakamoto E, Norimizu S, Shingu Y, Asahara T, Nomoto K, Nagino M : Efficacy of perioperative synbiotics treatment for the prevention of surgical site infection after laparoscopic colorectal surgery : a randomized controlled trial. Surg Today 2016, 46 : 479-90.

46) Yokoyama Y, Miyake T, Kokuryo T, Asahara T, Nomoto K, Nagino M : Effect of perioperative synbiotic treatment on bacterial translocation and postoperative infectious complications after pancreatoduodenectomy. Dig Surg 2016, 33 : 220-9.

47) Pitsouni E, Alexiou V, Saridakis V, Peppas G, Falagas ME : Does the use of probiotics/synbiotics prevent postoperative infections in patients undergoing abdominal surgery? A meta-analysis of randomized controlled trials. Eur J Clin Pharmacol 2009, 65 : 561-70.

48) Wu XD, Liu MM, Liang X, Hu N, Huang W : Effects of perioperative supplementation with pro-/synbiotics on clinical outcomes in surgical patients : A meta-analysis with trial sequential analysis of randomized controlled trials. Clin Nutr 2018, 37 : 505-15.

49) Shimizu K, Ogura H, Goto M, Asahara T, Nomoto K, Morotomi M, Matsushima A, Tasaki O, Fujita K, Hosotsubo H, Kuwagata Y, Tanaka H, Shimazu T, Sugimoto H : Synbiotics decrease the incidence of septic complications in patients with severe SIRS : a preliminary report. Dig Dis Sci 2009, 54 : 1071-8.

50) Motoori M, Yano M, Miyata H, Sugimura K, Saito T, Omori T, Fujiwara Y, Miyoshi N, Akita H, Gotoh K, Takahashi H, Kobayashi S, Noura S, Ohue M, Asahara T, Nomoto K, Ishikawa O, Sakon M : Randomized study of the effect of synbiotics during neoadjuvant chemotherapy on adverse events in esophageal cancer patients. Clin Nutr 2017, 36 : 93-9.

51) Peleg AY, Seifert H, Paterson DL：*Acinetobacter baumannii*：emergence of a successful pathogen. Clin Microbiol Rev 2008, 21：538-82.


質疑応答

座長（加藤）： 朝原先生，ありがとうございました．申し遅れましたが，抄録集に朝原先生の略歴が書かれておりますが，現在，順天堂大学の非常勤講師とか，東京農業大学農学部の非常勤講師をおやりになっていらっしゃって，2008年に日本ビフィズス菌センターの研究奨励賞も受賞されています．朝原先生には，感染症が外科の手術とかICUの患者さんで非常に重症な感染性の合併症が多いと．そういうものに関して，やはりbacterial translocationを介した感染症ということで，これがプロバイオティクスなりシンバイオティクスの投与によって，かなり抑えられるというデータを示されていましたし，がん化学療法に関する有害事象に関しても，このプロバイオティクス，シンバイオティクスの投与というのが有効なのではないかということで，日本のかなりいろいろな大学の先生方との共同研究の結果を御報告いただきました．

　この御発表に関して，会場の先生方から御質問をどうぞ．

ショウ（森永乳業）： 森永乳業のショウと申します．非常に分かりやすいご講演と，素晴らしい研究成果で大変ありがとうございました．一点教えてほしいのですが，侵襲性と腸内菌叢の変化，特に総菌数も減り，ビフィズス菌，乳酸菌が減ると．そこは抗生物質を使った場合は別なのですが，そうでない場合は，こういう現象が何で起きるかということを，どういうふうに理解すればよろしいかと．

朝原： 我々もそこは非常に興味があるところです．特に，重症患者において，24時間以内に嫌気性菌があれだけ減っているというのは，恐らくなのですが，腸内の酸素の分圧，あるいは酸化還元電位というのが劇的に変化しているではないかと考えています．正に，それを今後，調べてみたい．例えばああいった周術期の方の腸管を頂ければ，測定することもできるので，そういった検討をしたいというふうに考えております．

ショウ： もう一点，化学療法の研究なのですが，菌叢が結構激しく変化しているのですね．抗生物質とかは投与されていないのですか．

朝原： いえ，重症な感染が起きた場合には抗生物質が使用されることがあります．ただ，本研究の場合には背景としては両群で差がないという状況ではございました．今回の菌叢の変化は化学療法単独ではなくて，抗菌薬も含め，化学療法の治療に伴うもの全て含んでいるというふうに捉えていただければと思います．

ショウ： 分かりました．ありがとうございました．

座長： 他にございませんでしょうか．朝原先生，プロバイオティクス投与の場合と，シンバイオティクスの投与の場合と，それぞれもう成績はみな良い成績が出ていると思うのですが，その辺の，変な話ですが使い分けというか，データによってはシンバイオティクスのほうがより良いデータが出ているところもありますけれども，それはどのようにお考えですか．

朝原： そうですね．プロバイオティクスが効果を発揮する場合というのは，プロバイオティクスが腸管内で増殖，あるいは代謝ですね，エネルギーを十分利用できる環境にある場合だと思います．

　今日，動物実験のデータでプレバイオティクスは全く効果がないという結果を示しましたが，プレバイオティクスが全く世の中で駄目だというわけではなくて，あれは実は反応するビフィズス菌が抗菌薬で排除ています．なので，バイオティクスだけ投与しても駄目なときというのは，これは反応する菌が腸管内にいない時だと考えられます．このシンバイオティクスを投与されている患者というのは，もう本当に侵襲が激しく，経腸栄養のみのプアな状態ですので，プロバイオティクスが利用できる栄養も入っていないような状態です．またプレバイオティクスだけでは，反応する菌もいないということで，働く菌と餌と両方を入れ込んで，その入れたもので何とかしようというようなところで，うまくそこの穴にはまって，効果が出ているということで，こういった重篤な状況では，この方法が適していると考えられます．当然プロバイオティクスで十分な状況，プレバイオティクスで十分な状況もあるかと思います．

座長： 分かりました．ほかに会場の先生で，ご質問ありますか．

若林（静岡県立大学）：　静岡県立大学の若林です．大阪のがんセンターと共同研究して，シンバイオティクスと化学療法をコンビネーションすると，副作用の軽減には役立ちますけれども，治癒率，奏効率については今のところはまだデータが出ていないと．多分，こういうプレバイオティクスとかプロバイオティクスですとか，シンバイオティクスと化学療法との組合せに関しても，がんの治癒率ですとか，奏効率の増加というようなことについては，多分，いろいろな所がやっているのだと思うのですが，それらについての何か情報がありましたら教えていただけますか．

朝原：　そうですね，この場で申し上げられるようなことは実際のところないといいますか，申し上げにくいのですが，そこは我々にとっても重要なポイントと考えています．シンバイオティクスが有害事象に効果を示すと，当然，化学療法がやりやすくなって，がんの治癒率を向上させるということにもつながる可能性はあると思います．それだけではなくて，やはり今日の午前中，本田先生のお話にもあったような，基礎研究を通じて臨床でシンバイオティクスががんの治癒自体に役立たないかというようなアプローチも，臨床研究でも当然やれたらということは考えております．

若林：　ヤクルトさんだけでなく，ほかの所でも同じようにやられていますが，実際のところまだデータとしてはまだ発表はないのですか．

朝原：　ただ，動物などでは，がんの治癒に効果があって特許を取られたりとかというのはあるかと思うのですが，プロバイオティクスやシンバイオティクスの臨床研究で，有効性のデータが出ているというのはちょっと今，私は存じ上げません．

座長：　ありがとうございました．この後，神谷先生の御司会による総合討論がございますので，そちらのほうで，また御質問があればということで，よろしくお願いします．それでは，朝原先生の御発表に盛大な拍手でお願いいたします．

朝原：　ありがとうございました．

# 総 合 討 論

座長（神谷）：　ただいまから総合討論を始めます．座長を仰せつかりました神谷です．本日は，途中，退席せざるを得ず，大変残念な思いをいたしました．事前に事務局にお願いをして，各先生方の講演内容に関しては閲覧させていただきました．総合討論の時間は5時30分までの30分を予定しております．どうぞよろしくお願いいたします．

　本日の午前中は特別講演として，本田先生とPamer先生のご講演がありました．タイトル自体は関連性があまりないようにお見受けしたのですけれども，実際のご講演内容はかなり似ていたのではないかと思いました．本田先生は，腸内細菌から11種，7種がバクテロイデス，残り4種がノンバクテロイデスということで，その分離菌の効果，とりわけ最終的にはがん免疫に関係するのではないかというデータをご提示されました．また，Pamer先生は，いわゆるCDIだとか薬剤耐性菌感染予防に腸内菌を特定するという，とりわけ*Blautia*などの菌が非常に有効であるというご講演だったと思います．

　そういうわけで，本田先生とPamer先生同士で何かそういう点でご質問，ご討議いただけないでしょうか．まず，本田先生からPamer先生に何かご質問等はありますか．

本田：　急なご指名ですけれども，もちろん質問はたくさんあります．Ericの最後のパートで糞便移植（FMT）を，骨髄移植を行った後の方にオートでやるということをやっておられて，それがそこそこ奏功していると思うのです．それを，アイソレートされたバクテリア株のミックスチャーで置き換えるという方向が多分いいと思うのですが，そのときに，千幾つのカルチャー・コレクションを，今はスローン・ケタリングがんセンターでストックされていて，そこからどうやってそのFMTに代わるバクテリアルカルテルを選択していくのかという手法などをお聞きできたら，私たちにとっても参考になると思うのです．

Pamer：　ご質問ありがとうございます．現段階においては，まだ非常に早期の段階であると言えます．ですから，今のところ個々の常在性腸内細菌に対して，細菌に対しての特徴付けというところです．今は全ゲノムの解析を行い，そしてそれらの結果を基に機能遺伝子のアニテーションをするというところだと思います．そういった意味では，各々の細菌がどういう能力があり，それによってどのように相関ができるのかという，相関のあるようなゲノム，そして様々なことがそれによってできるのではないか．胆汁酸の変換，例えば短鎖脂肪酸の生産，あるいは様々なバクテリオシン，ランチバイオティクスもその1つですけれども，を発現させるといったこと，そういったことは考えられるかと思います．

　ですから，臨床試験においてはそれなりの課題がそこにあると思います．最も最適なコンビネーション，つまり常在性腸内細菌の組合せといったものを考えなければなりません．例えば，それぞれの常在性腸内細菌がホストに及ぼす影響，もう1つの重要な考慮点としては，こういった常在性腸内細菌がお互にどういうことをするのかということも考えなければいけないと思います．やはり，当然そのまま生存をし，そしてまた常在性腸内細菌として存在するためにはどういったものが最も最適なのか．これについては，もしこのままうまくいくとしても，やはりマウスモデルを私は信じています．しかしこの分野においては懐疑的な方もいます．マウスの実験が実際にヒトに対してそれが反映できるのかという考えはあると思います．でもヒト症例の細菌叢を実際に無菌マウスに導入することによってヒト・フローラ化するという中での再現性はあると思っています．こういったことを無菌マウスを使ってやることはできる．それでうまくいけば治験に移す

ことはできるのではないかと思っています．それがヒトの治験ということになっていくと思うのです．

　非常に興味深い質問がいろいろ出てきました．今朝も質問を頂いたのですけれども，特に私もハッとした
のは，たしかChristopher先生の質問だったと思います．ある一定のプロバイオティクスを投与する，ある
いは微生物を投与することによって，鬱とか，あるいは様々な精神疾患，あるいは問題といったものを解決
できるのではないかといった可能性があります．あるいは，実際の炎症プロセスに抵抗性を落とすことがで
きるのではないかといった考えもありました．

　私たちが興味を持っているのは，例えばマイクロバイオータ，つまり細菌叢を再構成することによって感
染に対抗するといった可能性があります．つまり，感染に対するものが，将来的な大きな結果を生むのでは
ないか．例えば，肥満とか，自己免疫といったものにもつながっていくのではないか．ただ，これはこの全
域において非常にまだ課題だと思います．ですから，メリット対可能性のあるマイナス面とのバランスと
いったものを考えなくてはならないと思います．

座長：　Pamer先生，本田先生のご講演に対して何かご質問はありますか．

Pamer：　機会を頂きありがとうございます．いきなりの質問ということであったわけですが，私が圧倒
され素晴らしいと思いましたのは，少数のバクテリアのグループだけでトリプシンの分解・消化ができると
いった内容がありました．本田先生のグループのスペキュレーションをお伺いします．他の基質とかトリプ
シンのサブストレートが下がることが，つまりトリプシンの分解が結腸において必要なのかということにつ
いてお伺いします．

本田：　今のところParaprevotella科による，その蛋白質の分解はトリプシンだけしか認められていなく
て，トリプシン特異的な可能性もあります．まだやっているところなので，もうちょっと調べないと分かり
ません．トリプシンがそのまま残っていると，どうも免疫グロブリンとか，抗菌ペプチドをターゲットにす
るようで，それらの分解が進むみたいです．それなので，トリプシンが残っていると，IgAとか抗菌ペプチ
ドが下がって，マイクロバイオータの組成も変わる可能性があるので面白いと思っているところです．

　トリプシンの活性，あるいはキモトリプシンの活性というのはどうもcolonで下がらないといけない．そ
のメカニズムとしては，そのP. claraのような分解もあれば，例えばインドールなどはトリプシンの活性を
下げる働きがあるようで，その場合は分解ではなくて，アクティビティを下げることになります．そのよう
に，プロテアーゼの活性を下げる方向に他の常在性腸内細菌が働いている可能性があるようです．

　そうした中で，Raes博士の腸管の便のトランジットタイムが長くなるとプロテアーゼ活性が上がるよう
な感じになるというのは非常に面白いと思いました．

座長：　ありがとうございます．次にLowry先生は脳・腸・マイクロバイオータ連関のご講演，さらに金井
先生はご講演の中で，Lactobacillusのいろいろな作用をご提示されましたが，スキン・マイクロバイオー
ター・インテスティン連関のようなお話もご紹介されました．そういう点についてLowry先生はいかがです
か．こういうコンセプトというのはどのようにご評価されるでしょうか．

Lowry：　今出てきている非常に新しいコンセプトだと理解しています．確かにマイクロバイオームが，実
際に体中を通して，そして全身的な効果を持つというのは，おそらくもっともっとエビデンスがこれから出
てくると思います．やはり，細菌叢の研究が進んでいけば，例えば腸から皮膚，皮膚から腸というような形
で，これが脳とか，あるいは精神といったところに影響する．また口腔に関しても非常に面白い発表があり
ましたけれども，いろいろなものに影響する．つまり全身的な影響というものは当然考えられると思いま
す．例えば，脳・腸連関といったものについては，双方向での影響というものが実際にこのマイクロバイオー
タからの影響として考えられていくのではないかと思います．

座長：　金井先生から，Lowry先生に何かご質問等はありますか．

金井：　腸内細菌は脳にも影響するだろうというのは私もすごく感じています．日本の言葉で「病は気から」とよく言いますけれども，やはりストレスといったものも腸に影響しているだろうし，腸も逆に脳に何か，自閉症を引き起こすとか，そういったことは起きているのだろうと思うのです．実際に腸内細菌が脳に何か影響する際に，代謝物を介して脳にシグナルを入れているのか，あるいは末梢神経，神経から脳に行っているのか，どっちがメインなのかをお聞きします．

Lowry：　ご質問ありがとうございます．私ども精神科の領域において，特にNIMH（米国国立精神衛生研究所）においては，こういった種類のメカニズムに関する質問に関心を持っています．マイクロバイオームの影響というものが脳の活性をサーキットレベルで，つまり具体的に特定の回路を介して恐怖とか，鬱とか，不安に与えるものなのか．マイクロバイオームが脳に至るというこの脳・腸連関のメカニズムは今のところまだブラックボックスで明確になっておりません．全てが理解されているわけではない．しかし，はっきりしていることとしては，複数のメカニズムが存在します．

　1つは免疫系の影響を介してということ．ストレスがあった後は単核球が脾臓から脳に行く．そして脳での微小環境を変える．また，代謝，一部の生成物が影響するということもあるでしょう．特に自閉症モデルでそういうことが報告されております．それから，求心神経系回路というのも言われています．特に迷走神経においての神経回路というものがリレーの形でこの知覚神経の感覚神経の回路がある．そして求心神経がこの脊髄，脊髄を通じて腸から脊髄，そして脳へという軸もあります．そして，これらには，脊髄・視床系や脊髄・骨盤神経系がそこには存在しています．

　このパスウェーに関してはいろいろ研究がされています．特に精神科の行動に関しての影響ということで検討されているので，これからいろいろなディスカバリーがあると思います．いろいろなツールが開発されて，特に脊椎においての中枢神経への感覚神経投射路というものが検討されています．

座長：　花田先生は，この口腔マイクロバイオータとそのケアに関して非常に重要性を強調されました．次の演者のRaes先生の確立されたQMP（quantitative microbime profiling）は，口腔マイクロバイオータに関しても研究はされているのですか．

Raes：　非常に良いご質問を頂きありがとうございます．今のところ，私どもが使っております手技はあくまでも便の検体です．なぜかと言うと，もともと十分なバイオマスがあるということでQMPが実施できるからです．ですから，ある定量計測を行うというのは，例えばこのマスの重量を測るというようなことが必要です．口腔内ということになるとそういう計測は難しいわけです．サンプリングというのは口腔内でスワブを取ることになりますから，そういう意味ではまだ十分なソリューションがない．どうやってそれを継続するのか，定量的にそういった症例において何を測ればいいのかということが出てきます．ただ，確かに重要だと思っていますので，今はスワブとか，例えば僅かにリセクションするとか，バイオプシーを採るというようなことがあると思うのです．細胞を数えるというようなことを考えていくと，粘膜付着のコミュニティを見ていくというようなセルカウントについては，顕微鏡とか他のアプローチを考えるほうがいいのかもしれません．

座長：　花田先生，Dental Drug Delivery System，3DSを用いて，プラーク，バイオフィルムも排除するというのが極めて重要なのでしょうか．

花田：　そうです．要するにバイオフィルム感染症の特徴というのは，その抗体だとか抗菌薬の浸透性をグルコカリックスが妨げるというのが特徴です．その局所塗布においても，バイオフィルムを最初に物理的に破壊しておかないと浸透性が悪いという特徴があります．ですから，どうしても歯科衛生士さんのクリーニングというのが最初にないと，薬だけでもっていくのは難しいと考えております．

座長：　近年の総説で，プロバイオティクスのベネフィシャルロールとして，バイオフィルム形成があると

いうようなご意見も書かれていますが，バイオフィルムというのは悪いこともするのだけれども，良いこともし得るという考えというのはいかがでしょうか．

花田：　今日お話ししましたouter membrane vesicleに関しても，免疫の賦活化という意味では良い面があります．しかしP. gingivalisのouter membrane vesicleに関しては有害な酵素が含まれているために，デメリットが非常に大きいということなのです．もちろん生物ですので，両面性が常にあるとは考えています．

座長：　最後に朝原先生が，本当に重篤な，生死を分かつような病態でのマイクロバイオータの比較検討，更にはシンバイオティクスの効果を評価されました．この辺りはRaes先生のモニタリング法を将来的に適用できるということはあり得るでしょうか．

朝原：　先生のを導入できるかという点についてはもちろん検討する可能性としてはあると思います．今回の特徴というのは，臨床病態とYIF-SCANで測っているRNAの検出が非常にリンクしている点です．腸内細菌叢のほうは，いろいろな技術が導入できるかと思うのですが，病態との関連の中で，RNAをターゲットとする解析方法というのは非常に妥当かと思います．腸内細菌叢と生体内に入っていく菌の解析は分けて考える必要があるかと思いました．

座長：　Raes先生，朝原先生のご研究成果について何かコメントを頂けますか．

Raes：　コメントというか，実は質問があります．腸内のpHというのが非常に興味深いと思います．例えば酢酸，そして酪酸，などの有機酸という酸がありますが，どちらが重要なのでしょうか．pHなのか，すなわち，抗細菌的，抗菌的な効果を示しているのは，pHなのか，それとも特定の何か酸が重要なのでしょうか，有機酸なのでしょうか．

朝原：　酢酸濃度というのは，タイトジャンクションの遺伝子発現に対して濃度依存的でした．ただ，殺菌作用の中では，非解離状態が重要なポイントがあって，この非解離状態はpHに依存してきますので，そうすると殺菌という中ではpHが下がっていくことが重要だということです．したがって腸管バリア機能に対しては濃度，殺菌作用に対してはpHが関わってくると解釈しています．

座長：　10分ぐらいしか時間は残っていませんが，今からフロアの方から演者の先生方にご質問がありましたら受け付けます．辨野先生どうぞ．

辨野：　理研の辨野と申します．それぞれが大変興味のあるお仕事の紹介をありがとうございました．研究そのもののボトムアップというか，一番大事なポイントは，現在の菌叢解析やゲノム解析，あるいはベトブロームをはじめとする機能解析は盛んですけれども，本田先生がやっておられるように，モデル動物の開発と難培養生物，あるいは未知微生物の解析がないと，やはりそのボトムアップは起こってこないと思うのです．そこで本田先生に質問です．試験管代わりにマウスを使って，それでセレクションして菌を採っていく．その前に被験者Bにアンピシリンを投与して，そこから菌を採ってくるという発想はなかったのでしょうか．

本田：　今おっしゃったのは，ドナーのということですか．

辨野：　ドナーの糞便にアンピシリンを投与する．

本田：　最初に培養するということですね．

辨野：　はい，そうです．

本田：　その方法も1つの方法だと思います．ただ，難培養菌というのが含まれていますので，最初に培養すると，メジャーな菌ばかり採れてしまう．それなので，いきなりヒトの便を直接マウスに入れてしまったほうがマイナーな菌が増えることも多くありますので，我々はいつもそのままヒトの便をマウスに投与するということをやっています．

　一方で，先生がおっしゃるとおり，培養の難しい菌をできるだけ拾い上げる培養法も見付けないといけな

くて，そういうデバイスの開発にも取り組みたいと思っています．

辨野：　私ども自身は，抗生物質に糞便材料を例えば数時間浸しておいて，それを1週間培養すると非常に排出しやすいビフィズス菌とかバクテロイデスが抑制されてマイナーな菌が出てくるという方法を持っています．本日，先生がおっしゃったアンピシリンによる抑制によって菌をコントロールすることは可能だと思います．是非トライしてください．

本田：　はい．もう1つ言うと，アンピシリンを投与して，マウスの中に残った菌というのは，全部がアンピシリン耐性ではないです．ある菌がベータラクタマーゼを産生すると，周りのアンピシリン耐性でないものもサバイブできるので，これはEric先生などもやっておられます．そういうこともあって，1回マウスに投与してからアンピシリンを投与することでふるいにかけるということを我々はやっています．

辨野：　そういう場合は，抗生剤を2，3種類混合して糞便にかけると，ある程度セレクションされるはずなのです．それも結構有効にいろいろな菌が出てくると思います．

本田：　はい．ありがとうございます．

座長：　次に大草先生お願いいたします．

大草：　順天堂の大草です．本田先生ばかりに質問して申し訳ないのですけれども，発想としてあれだけバクテリアが分離されたわけですよね．11株とか，そういう組合せにする前に，単離培養されたものの活性，特に先生がおっしゃっていたTregとか，そういうのに対する作用を調べた上で組み合わせたのですか．11株をセレクションしたとか，そういう．

本田：　あれは，マウスのフェノタイプとしてIFNγ陽性CD8T細胞が増えるという，それを目印にしながら，その菌の種類をできるだけ減らしていくということをやったという形で，何かしらそのTreg誘導能があるとか，Th1誘導能があるとか，そういう形で選んだわけではないです．

大草：　1株ずつ入れて，ジャームフリーに入れて，それで誘導能を調べるという発想，やり方はないのですか．

本田：　それは，例えばハーバードのダイアン・マティース，クリストフ・ベノアーなどもやっておられますが，デニス・キャスパーなどですが1株ずつ入れて，モノコロナイズドマウスを作って，免疫応答を全部見る．ファックスと，あとはRNAシーケンシングをやるということをやっていて，それはそれで非常に有用なデータベースになっています．そういうやり方もあります．

　私たちの場合は，できるだけminimal sufficientを取るというやり方でやっています．

大草：　というのは，組み合わせるというのは，いろいろな培養条件があるではないですか．嫌気性菌もある，好気性菌もある，それから培地もいろいろ違う．先生の11株というのを，同じ条件で大体みんな菌数は同じで11株入っていくのか，それともどこかが多くて，どこかが少なくてというような形になるのか，そういうのも非常に複雑に絡んで，それから相互作用もありますよね．どこかに菌が入ると，どこかがある程度抑制されたり，好気環境，嫌気環境とかいろいろ培養能で差が出てくるというので非常にいろいろな要素が出てきてしまって，何か分かりづらい．効果は分かりますけれども，結局，何が一番なのか，どれがアクティビティが一番あるのかというのがある程度．

本田：　11株の場合は，どれがアクティビティが強いというのはないです．今のところ全体として働いていると思っています．協調して働いていると思っています．11株は1対1対1対1対1で入れるのですけれども．

大草：　生菌ですか，それとも．

本田：　生菌です．生菌でしか効かないです．

大草：　そうすると，その11株が相互作用，単離したものと比較はしていないのですよね．別々の1株ずつ

の作用を先生はまだ見ていないということですよね.

本田： はい，見ていないですし，1株では誘導できないというのが今のところの私たちの結果です．例えば4対7に分けるとアクティビティが落ちますので，1株では駄目だということだと思います．

大草： 分かりました．ありがとうございました．

座長： 次の方お願いいたします．

フロアー： まず，パネルの先生方に感謝を申し上げます．Lowry先生に伺います．IL4が海馬で上がりました．私が伺いたいのは，IL5やIL10がない中で，そしてかなり周囲の環境IL4がクラスを誘導します．果たしてTヘルパーのプロファイルが変わると，たった1つのマーカーでこれは変わると思われますか．そうだとしたら，どの細胞，あるいはどういった環境面が関係しているのでしょうか．

Lowry： 素晴らしいご質問です．私たちがフォーカスしているのはIL4であり，理解しようとしているのはどこから来ているのかということです．cell sourceに関してはまだ今も分かっていません．ただ，分かっていることとしては，脳におけるIL4は非常に強力に独立した形で抗炎症作用があるということです．特にマイクログリアとの相互作用の中でそのようなことが言えます．ですので，IL4が海馬で増えていきますけれども，IL4の遺伝子に対しての応答，CD200R1の受容体は，特異的にマイクログリアをquiescentに維持できるようになります．また，CD206のアップレギュレーションが行われるということもあります．そして，それがM.vaccaeを注射するだけで起きるわけです.

　ストレス環境下では，ストレス誘発のマイクログリアのプライミングがあります．MHGB1，Nlrp3というものがあって，そういう遺伝子がマイクログリアのプライミングを起こし，そして*M. vaccae*投与によりダウンレギュレーションが起きます．そして，海馬からマイクログリアを*ex vivo*で見ていきます．そしてチャレンジしていきます．LPSでチャレンジしていくと，ストレスの後ではストレス誘発のプライミングが起きています．ですから，より多くのIL1βなどの炎症性サイトカインが産生されます．そして，ストレス誘発のプライミングが*M. vaccae*で予防されます.

　似たような反応が，単にIL4を脳に注射するだけで見られています．IL4の反応の遺伝子が変わっていくことが見られます．今はそれにフォーカスを当てています．確かに末梢でIL4はいろいろ違うことをやっていると思うのです．そして環境に依存していろいろやっているとは思うのですけれども，相互作用ということで考える場合，海馬においてはマイクログリアが非常に重要なターゲットになると思っています．そして，これがフェノタイプに関連しています．不安とか，恐怖とか，認知機能といった意味です．

座長： まだ3人の先生からご質問があるということなので，クイッククエスチョン，クイックアンサーでお願いいたします．前田先生お願いします．

前田： 本田先生のお話は大変面白かったです．トリプシンはセリンプロテアーゼの代表だと思うのです．それが分解されるということで，今度は消化の栄養素の腸管からのアップテイクに蛋白のデグラデーションの副作用というか悪い面はないのですか．

本田： それは，ちょっと分からないです．デクラデーションされるのは大腸なのです．ですので，消化吸収というのは小腸で行われて，それでもう役目は終えているので，盲腸の回盲部のところでデグラデーションされて，もうあとは要らないということなのだと理解しています．

前田： 分かりました．もう1つはセリンプロテアーゼのファミリーでトロンビンとかカリクレインとかいろいろあります．トロンビンのほうの血液凝固のキーエンザイムが同じようにデグラデーションされれば，その血液凝固というかIBD症例の血便でしょうか，そういうほうのアクセルレーターになり得るということも考えられるかと思ったのです．

本田： まだ，そこまで詳しくは見ていないです．プロテアーゼ，それから酵素たちが大腸で腸内細菌に

よって大分コントロールされているというのは非常に面白いです.

前田:　カリクレインの場合には,ブラジキニンの生成のキーエンザイムですから,そうするとブラジキニンは痛みと血管拡張,透過性の亢進がありますので,そういう方向もいろいろ考えなければならないかと思います.

本田:　そうです.ありがとうございます.

前田:　朝原先生に簡単なクエスチョンです.熊本大学の前田ですけれども,昔,ガラクトオリゴ糖を御社からもらって,10例ぐらいの大腸がんの手術例で見て,糸を1日ぐらい早く抜けると回復がすごく早くて,腸管のあれが良かったです.今,がんの場合の生存の寄与の有無は分からないということだけれども,QOLとか,いろいろ他の手術からの回復が早いとか,それはあるのではないでしょうか.

朝原:　特に栄養学的な面として,例えば術後のガスとかだと,早期から経腸栄養するとどうしても下痢が起きたりするところに対して,その下痢を有意に軽減したり,特に経腸栄養で早期から起きる下痢を軽減したりというのは幾つか報告があります.QOL改善.あとは退院日数を短縮したり,当然,抗菌薬の使用量も減るとか,そういうQOL改善に役立っています.

前田:　かなり良い方向だったと思うのです.

朝原:　ありがとうございます.

座長:　松田先生どうぞ.

松田:　先生方,素晴らしいご発表をどうもありがとうございます.便移植についてとても単純な質問をRaes先生にさせていただきます.先生の中でデータベースを使って,便移植の良いドナーを探すというお話がありました.例について少しお話を頂けますか.どういう基準で良いドナーを決めているのでしょうか.

Raes:　それだけは答えることができないです.唯一その質問だけは答えられません.その答えには100万ドルかかります.幾つかの理論をテストするために,例えばヒトによっては酪酸をより良く作るようなヒト,あるいは多様性が高まるほうがいいとか,様々な基準を取って,文献の中ではこういうのが良いというようなアドバイスを参考にしています.さらに,そういうドナーを選ぶに当たり,可能性としては,とにかくいろいろなタイプのドナーがいて,今RCTをして,どのヒトが一番便移植のドナーのポテンシャルが高いということを,近い将来には是非お答えしたいと思うのですが,まだ答えられない質問です.

座長:　小林先生どうぞ.

小林:　杏林大学の小林です.東京大学でも仕事をしています.先生方全員,便移植に関心のある方々にこの質問です.欧州の消化器病学会に出たときに,便移植というのは非常に流行だということに驚いています.例えば自分自身や配偶者間等々でされているようです.本田先生がお話されたのは,便移植に代わって,限定された腸内細菌株に置き換えるというお話でした.様々な報告によると,バクテリオファージのコンテンツが便移植を成功裏にするには重要だということでした.もしかしたら,バクテリオファージが特定のエピジェノティックタイプやメチロタイプを選択している可能性があります.私の質問は,バクテリオファージの役割というのは便移植でどういうものなのでしょうか.全員の先生に質問です.

Raes:　非常に難しいトピックです.これまでドイツからの論文でも,便マテリアルのろ液を用いてFMTと同様の効果が得られることが報告されています.もしかしたら他のことをお聞きになったかもしれないのですけれども,それを別の試験でもやってみたということは聞いていません.今はまだ不明確であると思います.活性のあるエージェントとして便移植を成功させるものは何なのか.例えば*C. diffcile*感染症だと違うでしょうし,あるいは生態学的なものは違う.あるいは微生物叢の複雑性ということもあるでしょうし,場合によっては,潰瘍性大腸炎,過敏性腸症候群や糖尿病あるいはメタボリックシンドロームなどでもFMT

により何が起こっているのか明らかではありません．メタボリックシンドロームの場合は，例えばパトリシエ・キャニ先生の報告でも，*Akkermansia*の死菌ですら成功したということです．特定の蛋白が非常にメリットがあった，効果があったということです．正直言って1つの答えというのはないと思います．これは疾患によって，それぞれ異なっていると思います．

座長： 予定の時間を10分過ぎてしまいました．非常に活発なご議論をありがとうございました．本日のテーマは，Microbiota and dysbiosisということで，dysbiosisが健康及び各種の疾病と関連するということが各先生のご講演によって明らかになったと思います．近い将来このdysbiosisを改善するような薬とか，プロバイオティックスといったものが開発されることを強く期待するものです．以上をもちまして総合討論を終了いたします．どうもありがとうございました．

Proceedings of 27th Symposium on Intestinal Flora, Tokyo, 2018
Intestinal Microbiota and Dysbiosis

SUMMARY

# Keynote Lecture 1.　Immune modulation by the gut microbiota

## Kenya Honda

Department of Microbiology and Immunology,
Keio University School of Medicine Japan

There is a growing appreciation for the importance of the gut microbiota as a therapeutic target in various diseases, including infection and cancer. However, there are only a handful of known commensal strains (either single species or defined communities) that can potentially be utilized to manipulate specific host physiological functions, such as the immune response. In this study, we rationally isolated a consortium of commensal bacteria from healthy human donor faeces that was capable of robustly inducing interferon-g (IFN$\gamma$)-producing CD8 T cells in the intestine and enhancing anti-microbial and anti-tumour immunity. IFNg$^+$CD8 T cells were highly abundant in the intestines of specific pathogen-free (SPF) mice but were greatly diminished in germ-free (GF) mice. To identify and isolate human-associated IFNg$^+$CD8 T cell-inducing bacteria, GF mice were colonized with faecal microbiota from healthy human volunteers. Individual stool samples showed considerable variability in their ability to induce colonic IFNg$^+$CD8 T cells. Focusing on the sample that elicited the greatest induction, we followed up with a series of rigorous selection steps to narrow the candidate effector bacteria down to 11 strains without sacrificing IFNg$^+$CD8 T cell-induction potency. These 11 strains act cooperatively to mediate colonic IFNg$^+$CD8 T cell induction through the activation of Batf3-dependent and IRF4-dependent dendritic cell subsets without causing inflammation. Repetitive administration of the 11-strain mixture to SPF mice enhanced both host resistance against *Listeria monocytogenes* infection and therapeutic efficacy in syngeneic tumour models when given in conjunction with PD-1 or CTLA4 monoclonal antibody (mAb) immune checkpoint inhibitors. The 11 strains primarily represent rare, low-abundance components of the human microbiome, and thus have great potential as broadly effective biotherapeutics.

# Keynote Lecture 2. Identifying commensal bacteria that provide resistance against antibiotic–resistant pathogens

### Eric G. Pamer
Memorial Sloan Kettering Cancer Center, USA

Identifying commensal bacteria that provide resistance against antibiotic-resistant pathogens.

Infections caused by antibiotic-resistant bacteria generally begin with colonization of mucosal surfaces, in particular the intestinal epithelium. The intestinal microbiota provides resistance to infection with highly antibiotic-resistant bacteria, including Vancomycin Resistant *Enterococcus faecium*, *Klebsiella pneumoniae* and *Clostridium difficile*. Metagenomic sequencing of the murine and human microbiota following treatment with different antibiotics is beginning to identify bacterial taxa that are associated with resistance to these common, hospital-acquired pathogens. Reintroduction of a diverse intestinal microbiota following antibiotic treatment provides an important potential avenue to reduce antibiotic-resistant infections and their transmission from patient-to-patient.

# Lecture 1. Dysbiosis, the microbiome–gut–brain axis, and mental health

### Christopher A. Lowry
University of Colorado Boulder, C.O. USA

Novel prevention and treatment strategies are needed to reduce the burden of anxiety disorders, trauma-and stressor-related disorders like posttraumatic stress disorder (PTSD), and affective disorders. Both preclinical and clinical studies suggest that inflammation increases vulnerability to development of psychiatric disorders[1-4]. Consequently, strategies designed to promote long-lasting immunoregulation and prevention of inappropriate inflammation have potential for the prevention and treatment of these disorders[5]. Using a murine model of chronic psychosocial stress (i.e., the chronic subordinate colony housing (CSC) model), we found that psychosocial stress induces gut dysbiosis, characterized by proliferation of pathobionts and host inflammation. Immunization with a heat-killed preparation of *Mycobacterium vaccae* NCTC 11659, a bioimmunomodulatory agent previously shown to activate regulatory T cells (Treg) and to increase production of anti-inflammatory cytokines[6], prevented development of a PTSD-like syndrome[1]. Analysis suggests that the protective effects of *M. vaccae* immunization are due to protection from a stress-induced proinflammatory gut microbial community. This brief review will summarize our current understanding of how gut dysbiosis can lead to vulnerability to systemic inflammation and neuroinflammation, leading to increased risk of stress-related psychiatric disorders. This work was presented and discussed at the 27th annual Symposium on Intestinal Flora given at the Yakult Bio-Science Foundation in Tokyo, Japan. The topic discussed here holds therapeutic promise for the prevention and treatment of anxiety disorders, trauma-and stressor-related psychiatric disorders, and affective disorders, using microbiome-based interventions.

# Lecture 2. Specific lactobacilli–dependent extraintestinal immune responses

Takanori Kanai

Division of Gastroenterology and Hepatology,
Department of Internal Medicine, Keio University School of Medicine, Japan

Since the Industrial Revolution, the modernized hygiene environment and medical advances have made it possible to overcome most of the fatal infectious diseases that have been afflicted with humanity so far. However, in advanced countries, not only intestinal immune diseases such as inflammatory bowel disease but also extraintestinal diseases such as asthma, hay fever, atopic disease, obesity, diabetes, arteriosclerosis, and autism (21st century diseases) are dramatically increasing. These diseases have been increasing since Japan began the first Tokyo Olympic Games. Why has it increased mainly from developed countries in the short term of the most recent 100 years from the birth of humanity to 200,000 years? As a cause, a human symbiotic microorganism 'intestinal microbiota' has attracted attention. Various modern lifestyles such as excessive use of antibiotics, caesarean section, hygiene environment, Westernization of meals (high fat and low fiber diet), decline of fermented foods, stress, lack of exercise, isolation from livestock and soil are believed to be causes of these diseases. It is thought that modern "intestinal microbiota" which should be a symbiotic microorganism is simplified and dysregulated by disturbance of the constitution pattern of bacteria (dysbiosis). However, it is still unknown why intestinal bacteria living in the intestine affect diseases of organs other than the intestinal tract, and the research has only just begun at last. Our group is a group to study inflammatory bowel disease, but we coincidentally found cases in which Lactobacillus enteric bacteria affect various organs (skin, liver). The first topic, *Lactobacillus murinus* exclusively consumes biotin (Vitamin B7) and induces alopecia in mice. The second topic *Lactobacillus johnsonii* increases IL-10/TGF-b-producing dendritic cells in the liver and induces liver immune tolerance. It is a story about the intestinal bacteria of Lactobacillus by chance, but I would like to introduce it in detail at this seminar.

# Lecture 3.    Effect of oral microbiota and dental care to intestinal microbiota

## Nobuhiro Hanada, Yoshiaki Nomura, Takatoshi Murata, Masaaki Okamoto
### Department of Translational Research, Tsurumi University, School of Dental Medicine, Japan

Comparing the number of intestinal and oral bacteria, oral bacteria accounts for the insignificant presence in human body. The ratio of oral bacteria is at most 1/1000th difference compared to intestinal bacteria. Despite the small number of oral bacteria, oral bacteria affect bowel health and intestinal microbial balance. For example, periodontopathic bacterium *Porphylomonas gingivalis* and cariogenic bacteria *Streptococcus mutans* cause not only oral diseases but also diseases of the intestinal tract. Such bacterial species are called Keystone pathogens. These two pathogens each secrete extracellular vesicles containing harmful enzymes. we hypothesized that the enzymes in vesicles destroy the barrier mechanism of the intestinal tract and change the balance of the intestinal bacterial flora.

# Lecture 4.  Population–level and clinical studies of the human gut microbiome:
the need for quantitative microbiome monitoring

Jeroen Raes

KU Leuven–VIB Center for Microbiology, Belgium

The human body is home to a wide range of microbes including bacteria, archaea, viruses and fungi. Different microbial communities thrive in the different body habitats (e.g. mouth, nose, gut, skin, vagina). The richness and complexity of these microbial communities varies according to the body habitats. The gut is by far the richest microbial habitat in the human body. Our intestinal symbionts co-exist with the host in a mutualistic, commensal or parasitic relationship. Important metabolic, immunological, and trophic functions have been attributed to the interaction between the gut microbiota and the host. More specifically, the gut microbiota is responsible for vitamin production, breakdown of complex carbohydrates, production of amino acids, training the immune system of the host, regulation of mucus layer and pathogen exclusion due to competition behaviour, sometimes even within the same species. The most important interindividual differences in the gut microbiota composition are driven from variations in the core microbiota, which are microbes that are roughly ubiquitous in a certain population. Three core microbiota genera (*Bacteroides*, *Ruminococcus* and *Prevotella*) are the drivers of the identified human enterotypes, which are genera-driven clusters based on the overall microbiota composition. Recently, we discovered a fourth enterotype (B2) with low bacterial load. Large scale population cohort research such as the Flemish Gut Flora Project have provided a baseline assessment of the healthy microbiota variation and the factors that drive its variation, including age, gender, body mass index (BMI), physical activity, diet, stool transit time and stool consistency.

# Lecture 5. Dysbiosis of intestinal microbiota and application of probiotics and synbiotics

### Takashi Asahara
Yakult Central Institute, Tokyo, Japan

In recent years the breakdown in the balance of intestinal microbiota referred to as dysbiosis and intestinal bacterial translocation (BT) in vivo accompanied by dysbiosis have been shown in patients with lifestyle diseases such as type 2 diabetes. The intestines are also an important target for invasion in patients with severe pathologies, including surgery patients, patients in the ICU, and cancer chemotherapy patients, and infections from very serious dysbiosis and BT are a major problem that impacts patient outcomes.

A randomized, double-blind, two-arm parallel group, placebo-controlled study of a probiotics drink that included *Lactobacillus casei* strain Shirota (lactic acid bacteria) was conducted in Japanese type 2 diabetes patients as a clinical application of probiotics. The consumption of this drink for 16 weeks resulted in not only changes to intestinal microbiota, but also inhibition of intestinal BT to the blood, which is a cause of chronic inflammation.

In recent years the concept of synbiotics (combination of probiotics and prebiotics) has become established in clinical settings. Compared with the use of probiotics alone, a stronger effect can be expected with synbiotics. Thus, synbiotics have attracted attention as a means to control infectious disease especially in patients with severe pathologies. A number of clinical studies have been conducted from that perspective on the combination of specific synbiotics in perioperative patients in gastrointestinal surgery and critical care, and the usefulness of synbiotics in the prevention of infectious complications and nutritional management has been demonstrated. In recent years synbiotics have also come to be recognized for their effects in alleviating adverse events in cancer patients receiving chemotherapy (reductions in febrile neutropenia and serious diarrhea) as well as in surgery patients, and indications for the use of synbiotics are expanding to a greater range of cases.

In the future, systematization of information from basic and clinical studies on probiotics and synbiotics, and the establishment of appropriate methods for their use based on scientific data will be important in spreading the use of probiotics and synbiotics in clinical settings beyond their current levels.

〈編者略歴〉

# 神谷　茂

| | |
|---|---|
| 1978年 | 金沢大学医学部卒業 |
| 1982年 | 金沢大学大学院医学研究科修了（医学博士） |
| 1985年 | 金沢大学医学部微生物学教室　助手 |
| 1986年 | 金沢大学医学部微生物学教室　講師 |
| 1987年－89年 | 英国MRCクリニカルリサーチセンター　客員研究員 |
| 1991年 | 東海大学医学部微生物学教室　助教授 |
| 1994年 | 杏林大学医学部微生物学教室　教授 |
| 2000年 | 杏林大学医学部感染症学教室　教授 |
| 2018年 | 杏林大学保健学部　教授・学部長 |

専　　攻　感染症学，微生物学

専門分野　消化管病原細菌感染症　マイコプラズマ　正常フローラ

著　　書　「標準微生物学　第11版」（編集）医学書院
　　　　　「微生物学－基礎から臨床へのアプローチ」（監訳）
　　　　　　　　　　　　　　　メディカル・サイエンス・インターナショナル
　　　　　「微生物の分類　感染症専門医テキスト　第Ⅰ部解説編」南江堂
　　　　　「腸管感染症　消化器疾患　最新の治療2011－2012」南江堂
　　　　　「ブラック微生物学　第2版」（監訳）丸善
　　　　　他

---

腸内フローラと
ディスバイオーシス（バランス失調）　　　　腸内フローラシンポジウム 27

2019年9月20日　　　初版第1刷発行

編　　者　神谷　　茂
発 行 人　澤田　治司
発 行 所　公益財団法人ヤクルト・バイオサイエンス研究財団
　　　　　〒104-0061　東京都中央区銀座7丁目16番21号　銀座木挽ビル2F
　　　　　電　話：03-3524-8997　　FAX：03-3248-8994
　　　　　E-mail：zaidan@yakult-bioscience.or.jp
発 売 元　医　薬　出　版
　　　　　〒341-0018　埼玉県三郷市早稲田5－5－1－801
　　　　　電　話：048-957-0507　　FAX：048-957-0580
　　　　　E-mail：yakuritorin@ab.auone-net.jp

ISBN978-4-9906739-7-0

## 理研腸内フローラシンポジウム・全12巻　　　〈光岡知足編〉

| | | |
|---|---|---|
| 1 | 腸内フローラと発癌 | 本体4,854円＋税 |
| 2 | 腸内フローラと生体防御 | 本体3,800円＋税 |
| 3 | 腸内フローラと栄養 | 本体4,000円＋税 |
| 4 | 腸内フローラと食物因子 | 本体4,000円＋税 |
| 5 | 腸内フローラと成人病 | 本体4,500円＋税 |
| 6 | 腸内フローラと感染症 | 本体4,500円＋税 |
| 7 | 腸内フローラの代謝 | 本体4,500円＋税 |
| 8 | 腸内フローラの研究方法論 | 本体4,500円＋税 |
| 9 | 腸内フローラと生体ホメオスタシス | 本体4,466円＋税 |
| 10 | 腸内フローラの生体と役割 | 本体4,854円＋税 |
| 11 | 腸内フローラの分類と生態 | 本体6,311円＋税 |
| 12 | 腸内フローラと食餌 | 本体5,825円＋税 |

学会出版センター

## 腸内フローラシンポジウム　　　〈光岡知足編〉A5判

| | | |
|---|---|---|
| 1 | 腸内フローラと免疫応答 | 本体6,019円＋税 |
| 2 | 腸内フローラと発癌-2 | 本体6,019円＋税 |
| 3 | 腸内フローラと腸内増殖 | 本体6,019円＋税 |
| 4 | 腸内フローラと変異原 | 本体6,100円＋税 |
| 5 | 腸内フローラとプロバイオティクス | 本体4,800円＋税 |
| 6 | 腸内フローラの分子生態学 | 本体4,800円＋税 |
| 7 | 腸内フローラと細菌性食中毒 | 本体4,800円＋税 |
| 8 | 腸内フローラの分子生態学的検出・同定 | 本体4,800円＋税 |
| 9 | 腸内フローラと生活習慣病―食生活とのかかわり | 本体4,800円＋税 |
| 10 | 21世紀腸内フローラ研究の新しい動向 | 本体4,800円＋税 |
| 11 | 腸内フローラと大腸疾患 | 本体4,800円＋税 |
| 12 | 腸内フローラ・宿主・細菌間の相互作用 | 本体4,800円＋税 |
| 13 | 腸内フローラと感染・免疫 | 本体4,800円＋税 |
| 14 | 腸内フローラと共生・認識 | 本体4,800円＋税 |

学会出版センター

## 腸内フローラシンポジウム 〈伊藤喜久治編〉A5判

15 腸内フローラとクロストーク 本体4,800円＋税

――――――――――――――――――――――――――――――― 学会出版センター

16 腸内フローラと消化管バリアシステム 〈伊藤喜久治編〉A4変形判

本体4,800円＋税

――――――――――――――――――――――――――――――― スタイルノート

17 腸内フローラと機能性消化管障害 〈伊藤喜久治編〉A4変形判

本体4,800円＋税

18 腸内フローラとメタボリックシンドローム 本体4,800円＋税

19 腸内フローラとこどもの健康 本体4,800円＋税

20 腸内フローラとプロバイオティクス研究の新展開 本体4,800円＋税

――――――――――――――――――――――――――――――― 医 薬 出 版


## 腸内フローラシンポジウム 〈神谷　茂編〉A4変形判 継続刊行

21 腸内フローラとエコロジー　－食事・栄養・環境因子－ 本体4,800円＋税

22 腸内フローラと加齢 本体4,800円＋税

23 腸内フローラと難病・自己免疫疾患 本体4,800円＋税

24 腸内フローラのダイナミズム　－代謝産物の生理と病態－ 本体4,800円＋税

25 腸内フローラとメンタルヘルス 本体4,800円＋税

26 腸内フローラの形成と疾患　－食・栄養・くすりがどのように関わるのか？－ 本体4,800円＋税

27 腸内フローラとディスバイオーシス（バランス失調） 本体4,800円＋税

――――――――――――――――――――――――――――――― 医 薬 出 版

**公益財団法人　ヤクルト・バイオサイエンス研究財団**
**第27回シンポジウム運営委員会委員**

委員長　神谷　　茂（杏林大学保健学部）

　　　　五十君靜信（東京農業大学応用生物科学部）

　　　　伊藤喜久治（元東京大学大学院農学生命科学研究科）

　　　　大草　敏史（順天堂大学大学院医学部）

　　　　尾崎　　博（岡山理科大学獣医学部）

　　　　加藤　公敏（日本大学医学部）

　　　　八村　敏志（東京大学大学院農学生命科学研究科）

　　　　松本　　敏（ヤクルト本社中央研究所）

　　　　澤田　治司（財団理事長）

　　　　石川　文保（財団常務理事）